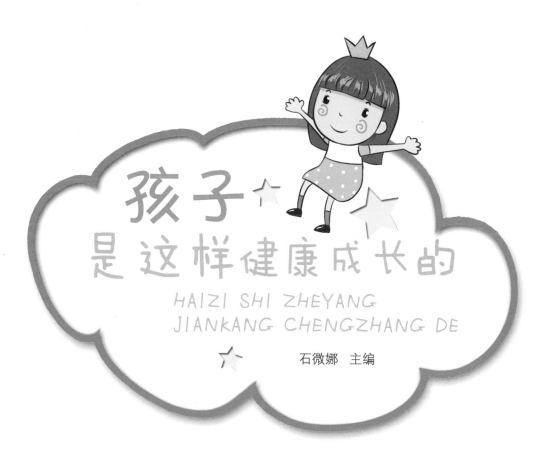

孩子
是这样健康成长的

HAIZI SHI ZHEYANG
JIANKANG CHENGZHANG DE

石微娜 主编

U0248260

时代出版传媒股份有限公司
安徽文艺出版社

图书在版编目（CIP）数据

孩子是这样健康成长的/石微娜主编. —合肥:安徽文艺出版社,2015.11
ISBN 978-7-5396-4974-0

Ⅰ.①孩… Ⅱ.①石… Ⅲ.①儿童-保健-基本知识
Ⅳ.①R179

中国版本图书馆 CIP 数据核字(2014)第 106864 号

出 版 人:朱寒冬
责任编辑:宋潇婧 王婧婧 装帧设计:褚 琦
- -
出版发行:时代出版传媒股份有限公司 www.press-mart.com
安徽文艺出版社 www.awpub.com
地 址:合肥市翡翠路 1118 号 邮政编码:230071
营 销 部:(0551) 63533889
印 制:合肥创新印务有限公司 (0551)64456946
- -
开本:700×1000 1/16 印张:18 字数:300 千字
版次:2015 年 11 月第 1 版 2015 年 11 月第 1 次印刷
定价:36.00 元
- -
（如发现印装质量问题,影响阅读,请与出版社联系调换）

本书编委会

主　编　石微娜　吴晓燕　朱克峰

副主编　汪宏斌　刘亦芳　沈伊娜　刘卫斌

指　导　蒋玉麟　李　燕　倪　陈　刘　荃

编　者　郑应芳　汪景萍　黄楠楠　胡红月　赵　霞
　　　　朱　蓉　黄红云　祝月娥　温　洁

前　　言

　　报载,在过去二十年里,美国执业医师的数量几乎翻了一番。可美国医疗保健方面的最大变化,却是出现了自己给自己看病的人。那些追求浪漫的人们如果有钱,他们会给自己买一台超声诊断仪,这样他们就可以经常观察并记录自己爱情的种子是如何生根发芽、成长壮大的。在公司的会议室里,他们会比较皮肤上色斑的形状和大小,交流各种癌症患病概率的说法和最佳治疗方案。现在,患者掌握着自己的生命,老式的医患关系变得越来越像买方与卖方的关系。

　　消息读来让我们感叹。想起在繁忙的、像打仗一样的日常门诊工作中,经常碰到拿着天文字码样病历四处求医的家长,他们渴望沟通的眼光让我们心情沉重。还有一些"自以为是"的家长,他们试着跟我们沟通,被追问时,虽然感觉医师的威信受到挑战,却发现解释病情时少了许多麻烦,只需"点"到他们就完全明白了。追问下去,这些"自以为是"的人,知识来自于网络。我们想,真正医疗资源的节省,就来自于这些"自以为是"的人,他们是中国自己给自己看病的先驱,应该为他们喝彩、给他们加油! 但是,网络的知识毕竟零碎,我们希望大家得到一把完整的孩子健康的钥匙,在孩子生长发育的过程中有了这样的一把钥匙，可以任凭风浪起，胜似闲庭信步！所以，我们的这本书是帮助家长为自己孩子健康保驾护航的书。

孩子是家庭的希望、民族的希望，是地平线上的太阳！有句老话叫作"三岁看大，七岁看老"，孩子幼时的体格及心理健康是人一生健康的基石，正是"种瓜、种豆"时。如果每个家庭把养育孩子看成是一项系统工程，其战略目标就是培养一个健康的人，一个将来能自食其力的人。而这个健康的人必须有双重标准，既要有一个健康的体魄，还需要有一个健康的心理。因此，在战术上充分了解孩子各年龄段生长发育特点及各种疾病转归、各年龄段心理发育的特点，至关重要。

目　录

生长发育篇

　　一句老话叫作"人上一百，样样不缺"，就是说一百个人会有一百个模样，这就是生长发育中客观存在的个体差异。其实孩子的生长并不是天天都有均衡一致性，而是呈一种"时快时慢"的状态，遗传、性别、营养有着举足轻重的作用。但是生长发育过程中该走的时候必须会走，该说话的时候必须会说，譬如 3 个月的孩子应该会注视、会抬头，1 岁左右的孩子基本会站，如果该出现的动作没有出现，就要注意了！

新生儿疾病

这些"月子"里的孩子,经历了从母体向外环境的转移,其疾病发生率及死亡率均居人生之首。由于生理功能不健全,他们有着独特的呼吸、心跳规律,有着不一样的体温调节及娇嫩的皮肤,还会有一段时间的黄疸。母亲、孩子血型不合,可能导致孩子的红细胞破坏,出现溶血病;最主要的疾病是感染、畸形。而护理不当造成的皮肤感染会致伤、致残。早产儿更是这些孩子中的弱势群体,生后可能就要过呼吸关,喂养不当会产生坏死性肠炎等严重而危及生命的疾病。防范招数是产前检查和科学的护理。

成长的烦恼

从"呱呱"坠地到青春期，经历了成长过程中的七个阶段，而每一个阶段都各有其特点。其中有一个是智力形成关键期，两个生长发育"快"的阶段，两个"心理反抗期"。不是"龙生龙、凤生凤，老鼠生的孩子打地洞"。孩子是否聪明，遗传因素是51%，后天环境是39%，要造就一个知道感恩、勤奋的孩子，是培养"成人"的关键。引起全社会关注的马加爵、药家鑫事件，比比皆是的啃老族，这些让人无比纠结的孩子，追根寻源，儿时的自私任性，凡事以自我为中心，可能都会影响今后的性格形成。一些不和谐的种子也许就播种在厌食的过程中，所以厌食行为不可小觑。

营养及喂养

　　孩子生长发育离不开"吃"，这就是我们所说的通过喂养来给予孩子营养。孩子肠道内益生菌菌群的建立很大程度上依赖低聚半乳糖（GOS），DHA（不饱和脂肪酸）是孩子脑部和视网膜发育不可缺少的营养素。ARA（花生四烯酸）是体格发育的必须营养素，多种核苷酸有增强免疫力和记忆力的作用。真是缺一不可哦！真正的食补秘方是针对孩子的症状，如出现了大便硬结、食欲不振等，可以选用添加了金银花、陈皮等促进孩子胃口、改善消化的米粉。

营养性疾病

缺钙主要影响孩子骨骼及牙齿的发育，缺锌会产生厌食、地图舌及反复出现的口腔溃疡，"大头娃娃"病是蛋白质缺乏。太瘦是病，太胖也是病，都是马虎不得的毛病！

可防可治的遗传性疾病

遗传的物质基础是染色体、基因。我们人类23对染色体中,每个人都有的22对是"常染色体";决定是男是女的,是1对"性染色体"。这些染色体排错了队,或是缺胳膊少腿,就要生病,直接影响智力及生长发育。其实遗传性疾病也可防可治,产前及分娩后的检查至关重要,三滴血决定一生的健康不是神话!

起因"坏抗体"的免疫性疾病

> "好抗体"就是抵抗力,但是免疫性疾病产生的却是"坏抗体"。这些"坏抗体"在杀伤病原体的同时,也杀伤身体的关节、心脏等,出现了关节炎、心肌炎、肾病等。"坏抗体"来源于各种感染及不良环境,需小心提防。

与传染病相关的病毒感染

这些病毒感染性疾病往往与传染病挂钩。最常见的是孩子发热、身上有疹子，家长就会问，是"出花"（麻疹）吗？究其原因，"花"的并发症多、祸害大，所以家长们尤为关注。其实，发热有疹子并不都是"花"，而且现在的"花"（麻疹）跟过去都不太一样了，和我们医生玩起了捉迷藏。而新近流行的手足口病，死亡的危重病例以3岁以下男孩多见，不得不防！

应该知道一点结核病常识

由结核杆菌感染引起的疾病,可以侵犯全身各个脏器,侵犯了肺部的是"肺结核",侵犯了脑部的是"结核性脑膜炎",侵犯了骨、关节的是"结核性骨关节炎"……其中"原发型肺结核"最常见,是结核杆菌初次侵入肺部发生的感染,也是小儿结核的主要类型。结核菌进入血液到处流窜,"粟粒性肺结核""结核性脑膜炎"就会同时发生,如果诊断及治疗延误,后果严重。

胃肠篇

孩子胃肠功能不健全,加之先天性发育异常的情况时有发生,一个小小的刺激如感染、受凉或是饮食不当,都会发生呕吐、拉肚子、腹胀,甚至于还会来个肠子打结。

肺炎、哮喘的那些事儿

占儿科门诊发热性疾病90%的是呼吸道疾病,俗称"感冒"或"扁桃体炎",持续发热2、3天不退,情况就比较复杂了。这里就说说肺炎、哮喘的那些事儿。

心脏、血管篇

心脏有四个腔，分别是左右心房和左右心室；两根大血管（主动脉、肺动脉），血流也是各走其道互不干涉。在胚胎发育过程中由于没有呼吸，心房、心室和大血管借助一些异常通道互相开放，孩子出生后这些异常通道就应该关闭。该关闭时不关闭，或是大血管的位置异常，就是先天性心脏病。随着现代医疗技术的发展，先天性心脏病已经不再可怕！心脏感染性疾病最常见的是心肌炎；而心跳及其传导原本是一个开关控制一盏灯的事，现在几个开关来控制一盏灯，就会产生心律失常，也是一件比较郁闷的事。

肾脏病篇

奇奇怪怪的血尿、蛋白尿是大人们求医跑断腿的事。其实我们可以把肾脏看作是一把精致的"过滤筛"，身体代谢产生废物通过肾小球滤过排出，肾小管还会通过讨价还价，把有用的东西再吸收回来，这种排出和再吸收处于一种平衡的状态。但是各种感染及一些"坏抗体"很轻易就能把这种平衡打破，加之一些遗传因素，血尿、蛋白尿就来了。原发性肾小球疾病是病变的起源就在肾脏，而继发性肾小球疾病是城门起火，殃及鱼池的事，哪一种肾脏病好治呢？相关信息见其发病种类吧！

血液病篇

　　血液是条生命的河，它生生不息欢快流淌，维护着生命之光。血液里的细胞大致分成三个系统，白细胞是抵抗力，红细胞是带氧的使者，血小板参与凝血。造血的工厂在骨髓，当然，造血还需要各种原料。孩子贫血及抵抗力低下时，可以选择具有杀菌活性和促进铁吸收的乳铁蛋白。事情就是这样奇怪，有的孩子吃蚕豆会发生贫血，有的孩子病毒感染之后身上会有出血点，还有一些孩子天生的、稍微碰碰就出血不止。最可怕的是"白血病"，其实也就是一些说不明、道不清的原因，使得血液里的那些"坏细胞"占据了造血工厂，发生了鸠占鹊巢的事。

神经肌肉疾病篇

孩子最常见的危急症就是抽筋。刚才还好端端的，一时三刻之间脸色变灰抽搐不止，足以让家人魂飞魄散、痛断心肠！这种抽筋可以发生在"感冒""大脑炎"时期，但是不发热也会抽筋。发热抽筋最常见的是"高热惊厥"，无热抽筋最常见的是"羊角风"（癫痫），这种脑细胞的异常放电不可掉以轻心。还有，日常生活中有不少孩子，特别是男孩子，喜欢扮鬼脸或是"咳"个不停，是"多发性抽动综合征"的典型表现。如何区别孩子异常的多动，需要您自己仔细观察。有些不聋不哑的孩子就是不说话，完全生活在自己的世界里，这种"孤独症"孩子的训练最好从2岁前开始，当然家长的早期发现是治疗成败的关键。

内分泌篇

孩子也有糖尿病，这种发生在生命初期的慢性病，更容易因为代谢紊乱、全身小血管病变而发生并发症，轻则致残，重则危及生命。不能苦着孩子的想法，搞不好就是Ⅱ型糖尿病的祸根。一对骑在脖子上的腺体（甲状腺）在生命早期就对大脑功能产生影响，决定孩子一生的健康。早期发现异常就开始治疗，可维持孩子的正常生长发育。特别是新生儿期开始治疗者，智力发育可以正常或是接近正常。

口腔保健篇

孩子学讲话时清晰的吐字发音离不开牙齿，一生中姣好、俊朗的面孔更离不开牙齿。牙齿也是人类唯一的咀嚼器官，是消化系统的"门户"。正常情况下，乳牙必须维持到正常脱落，恒牙顺着轨道萌出到乳牙预留下的位置，这是"一个萝卜一个坑"的关系。如果关系被打乱，最终造成牙齿排列的错乱及拥挤，是患上龋病和牙周病的重要原因。所以，保护牙齿，就要从娃娃抓起。但在乳牙萌出时，部分孩子会有低热、夜间哭闹等，可以用磨牙棒帮助乳牙萌出。另外，嘴巴里有白色斑块的病可能是鹅口疮，而不是大名鼎鼎的手足口病，把"疱疹性口腔炎"的重要性往前提了一大截。

如何给孩子喂药

不吃东西时（即空腹）吃药，可以提高药效。所以对孩子肠道没什么刺激的药，最好是空腹时吃，对肠道有刺激的就要饭后喂了。

如何护理发烧的孩子

要知道怎样才算是发热，并且掌握正确测量体温的方法、给孩子退热的招数，可以省去很多不必要的担忧。其实一次热性疾病，体温完全恢复正常，至少是三天后。

不该长大的小奶头——当心性早熟

什么是"微小青春期"？味同嚼蜡的水果、反季节蔬菜、五光十色的漂亮衣服鞋子，有可能是性早熟的罪魁祸首。

特让家长焦心的事——矮小症

有人说："我们夫妻个子都高,孩子不会矮的!"或是说:"老话不是说'二十三,蹿一蹿'吗? 我孩子和我一样就是长得晚!"这里提醒大家:遗传不是身高的决定因素;过去的生活条件不好,医学上称之为体质性青春期延迟的事,现在已经明显减少了。千万不要因为过去的经验让孩子错失治疗的最佳时期,留下终身遗憾。

便盆大战:小儿排泄及排泄障碍

这是亲子之间"便盆大战"引发的内容。

生长发育篇

一、形形色色的生长发育

一粒爱情的种子,羞涩地蜷缩在母亲身体的某一个角落,经过大约280 天的孕育,有鼻子有眼、会哭会闹的小家伙就来到了人间。再经过多少天的辛苦养育,他们就慢慢地长大啦!

但在生长发育的过程中,如一句老话描述的那样"一娘养九子,九子不一样"! 就是说生长发育是有个体差异的。正是这种差异,造就了我们人群中形形色色的个体。譬如说:人有高有矮,有胖有瘦,有长得漂亮的,也有……这是客观存在,也是外力改变不了的。所以你不必纠结自己八个月的孩子,只有邻家六个月孩子大。其实只要是一个正常的孩子,我们相信你的孩子总有一样会比别人家的优秀!

二、时快时慢的生长发育规律

生长发育是一个连续的过程,但在不同年龄阶段,生长发育的速度又

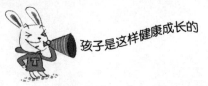

有不同,呈一种"时快时慢"的状态。如果是一个出生健康的孩子,我们可以看到四个月以前那叫个爽啊,会吃——抱着奶瓶大口地吃,会长——每个月增长的速度很快。四个月后就不是那回事了,首先是吃奶不专心,边吃边玩,吃奶量还不如以前,再就是体重、身长的增长也没有前几个月那么快了。家长在百思不得其解时,就会忧心忡忡地抱来要求查查孩子身上"缺"了什么。

其实,人的一生中有两个长得"快"的阶段,生后第一年,尤其是前四个月里增加很快,为体格生长发育的第一个高峰;生后第二年体格发育逐渐减慢。至青春发育期,会迎来第二个长得"快"的阶段(高峰)。其他时间则处于一种匀速发育的状况,生长发育相对缓慢,也就进入了相对厌食期,即吃得少。相信细心的家长会发现,孩子这段时间会吃,生长发育就处在"快"的阶段,身长体重都在明显增加;反之不怎么好好吃时,生长发育就处于暂时缓慢阶段(相对厌食期)。这是大自然的规律,一般是不可抗拒的!

影响生长发育的遗传因素不可忽视,譬如篮球明星姚明就有着优良的身高遗传基因,人家父母都是篮球运动员嘛。而男孩比女孩高大的概率毋庸置疑,这就是性别因素,良好的营养状况也会促进生长发育。笔者在给吃劣质奶粉的患儿做鉴定时,见到这样一件事:八个月的孩子只有人家四个月孩子大小,头发根部是黑的,发梢却是焦黄干枯的。笔者当即很诧异,这么小的孩子为什么去染头发? 家长答:吃那种(劣质)奶粉,头发就长成这样(焦黄),后来发现不对了,连忙改吃好奶粉,下面长出来的头发就是黑的了。于是,我们就看到了这种根部黑、发梢黄的头发。试想,改吃好奶粉头发很给面子,可以扳回来,但是八个月孩子只有人家四个月孩子的身长体重,这就很难扳回来了,劣质奶粉说到底就是缺乏蛋白质。

另外,身体各器官中最先发育的是大脑,生殖系统最后发育,而且遵循着一定的规律。如先抬头后挺胸(从上到下),抓东西时先是一把抓住,再到用手指拾取(由粗到细);先会感觉事物,后发展到有记忆、思维、分析判断能力(由低级到高级)。

三、父母应该知道的衡量生长发育的指标

下面的数字有点枯燥,但是稍微掌握一下,就可以大致评估自己孩子的生长发育是否正常。

(一)体重

体重是最容易获得的生长与营养状况的指标。刚出生的婴儿体重一般在 3 公斤左右,初生的 3、4 天内,因吃得少喝得少,加之胎粪排出,体重还会较出生时减轻,但在生后第 10 天体重就应该恢复到出生时的水平。一般来说,出生后前半年孩子长得快,每个月增长 700 克,后半年每个月增长 300 ~ 400 克,1 岁时体重能有 9 公斤左右。

这里推荐一个体重的计算公式:体重(公斤) = 孩子的岁数(年龄) × 2 + 7(或 8)。按照这个公式计算,小年龄的孩子您加 7。譬如说:1 岁的孩子是 1 岁乘以 2,再加 7,体重是 9 公斤左右。2 岁以上大一点的孩子是岁数乘以 2,再加 8。如 5 岁孩子乘以 2,再加 8,体重是 18 公斤左右,计算出来可以说是个基本正常范围。超过或低于此值 20% 以上,就可能是肥胖或营养不良,要引起注意了(当然,姚明这样的孩子例外)。

(二)身长

身长的增长规律与体重相似,即年纪越小增长越快。出生时身长平均为 50 厘米,1 岁时约 75 厘米,2 岁时约 85 厘米。2 岁后生长发育相对缓慢,每年身长增长小于 5 厘米。

2 岁到 12 岁身长计算公式:身长(厘米) = 孩子的岁数(年龄) × 5 +

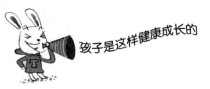

85。据此推算,5 岁孩子是 5 岁乘以 5,加上 85(厘米),大概是 110(厘米),如果此时不足 90 厘米,就要去看医生了。一般认为,4 岁是判定身材矮小的最佳时期。身高的问题比较复杂的话,就要交给小儿内分泌专业医生进行评估。这时应该带着孩子去正规专科医院,经儿童保健医生检查并做出合理治疗。

四、孩子应该会看、会走、会说的年龄

知道孩子应该会看、会走、会说的年龄,就能较早期预测孩子的发育是否健全。

(一)视觉

新生婴儿已经有视觉感应功能,在尿布不湿又吃饱了奶、觉得很惬意时,可以短暂地注视物体,但只能看清 15～20 厘米以内,即抱着他(她)的人的脸,这通常是妈妈的脸。1 个月后开始有头眼协调,3 个多月后开始管闲事,会主动地寻找自己感兴趣的事。如果有兴趣,可以对出生后一个月左右的孩子做这样的实验:孩子清醒安静时,拿一个乒乓球大小的红球,将这个红球放在距孩子眼睛约 20 厘米的位置,先轻轻转动红球吸引孩子的目光,再将红球向左右、向上慢慢移动。孩子的眼睛和头可以追随你手中的物体转动,这是大脑完整性完好的预示。

(二)听觉

孩子出生后 3～7 日听觉已相当良好,3、4 个月时头可转向发出声音的地方。对生后二十几天的孩子就可以做这样的实验:找一个空塑料瓶子或是盒子,里面装上三分之一的黄豆,摇动时能发出响声即可。将这个瓶子放在距离孩子耳朵 10～15 厘米的位置,突然摇动瓶子发出"哗啦、哗啦"的声响,孩子随即产生"受惊"的表现,即眨眼、惊跳,说明孩子的听力正常。

不可小视这种反应,听觉和语言发育密切相关,听力障碍如果不能在语言发育关键期(大概是 3 个月～3 岁)得到确诊和治疗,就会出现因聋致哑。

听力和说话能力是相辅相成的,耳朵听到自己说话发音不对就会报告(反馈)大脑,大脑会及时发出整改的指令自行纠正。如果完全听不到,没有声音刺激,那就是聋子;或是听得不清,就会放任"呜里呜噜"的口音自由发展,这就是我们日常生活中遇见的一些"大舌头"(即语言不清的孩子)。老人们常说是"舌系带"短了,非也!这样的孩子往往就有听力障碍,可能是在某一个频率中的听力缺失,或是听不清楚,如果早期得到治疗,社会上或许就会多一个播音员!

(三)嗅觉

人类的嗅觉总体来说比较迟钝,譬如说去厕所时开始可能闻到不良气味,最多几分钟后基本就闻不到了,什么道理——见怪不怪,适应了!孩子出生时嗅觉中枢与神经末梢已经发育成熟,他们非常熟悉自己母亲的奶香,这就是恋母情结的物质基础,于是即便自己饿得哇哇大哭,也不会轻易去吃别人的奶头,敢情有奶也不全是娘啊!

(四)运动

有一个口诀,基本可以概括孩子平衡与运动的发育:即"二抬(两个月孩子应该会抬头)、四翻(四个月会 90°翻身)、七坐(七个月会坐)、八爬(八个月会爬)、周会走(一周岁会走)"。这里强调"爬"的训练,可以促进孩子智力及运动的发育。其实"爬"是一种比较高级的运动,讲究手脚并用和协调。

不知大家注意没有,我们的孩子会走都不一定会爬。早几年一个关于奶粉的广告里,就有一个十分会爬的外国娃娃。其实会不会爬和育儿

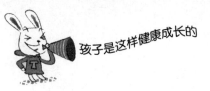

方式有关,这种会爬的孩子等到一定时间,自己先是扶着床沿站起来,然后在两个家具之间摸着挪步,接下去放开来就可以独立行走了,一点没让我们操心。而不重视训练爬的孩子学步时,又是学步车,又是背带拉着,折腾两个多月能走好,就很对得起你了,弄不好还摔跟头!

手的精细动作出现在孩子六七个月时,先是拿在手里的东西知道换手,再就是九到十个月时知道拇指与食指分开去捏小东西(对指运动),这是我们人类区别于其他动物的一个重要特征。可以这样说吧,人类的手是创造世界的,最精致的各种手工艺品、绘画等,都是人手这种特异的"对指运动"创造出来的。而部分"脑瘫"孩子可能就没有这样的动作。

(五)语 言

孩子的语言就是"一哭"(1个月时会哭),这时他(她)会用哭来表述自己尿布湿了、肚子饿了,或是不舒服了;"二笑"(2个月时逗逗会笑);"三咿呀"(3个月在基本生理要求得到满足时,会发出"咿咿呀呀"的声音);"四月'哈哈'望妈妈"(4个月时会发出声音笑);12个月左右能有意识地叫"爸爸、妈妈",说一个字的单词如"吃"。或许是在抚育孩子的过程中母亲付出最多,孩子往往最先开始说的是"妈—妈",爸爸就会急得在一边大声地说:"爸爸,我是你爸爸,快喊'爸爸'!"要知道,想得到就要多付出! 语言发育较早的孩子18个月左右会说"我饿了"这种简单的句子,2岁的孩子基本上可以用短句和其他人沟通了。

许多孩子到了该说话时(2岁左右)不说、"不想"说。会有不想说话的孩子吗? 有! 优越的家庭条件使这些孩子不用说话,就已经满足了一切生理需求。这事有点糟糕,往小里说,影响孩子的语言发育;往大里说,很可能怂恿了孩子的任性、懒惰。其实,这两个方面都很重要,还真的无大小之分。这时要"逼"着他(她)说,一定要"说"出来才能答应要求,要有点耐心呵! 还有,孩子听完故事让他(她)复述,知识层次高些的,让他

（她）复述英文故事，这样可以促进语言发育，如果持之以恒地做下去，结果是可想而知的。

　　这里需要提醒家长的是，孤独症早期的症状就是不说话，在 2 岁以前开始训练，就有希望让孩子回归社会，做一个正常的孩子；而 6 岁以后才开始接受训练治疗，恢复的希望就十分渺茫了。所以，说话的能力绝对不可小视！

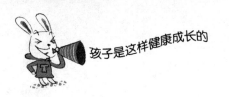

新生儿疾病

　　孕育是一份甜蜜的期待,也是一份责任的开始。此时孩子健康的方方面面完全仰仗于母体,母亲的健康、生活习惯以及心理创伤都会影响孩子。

　　根据国家官方卫生统计,我国出生缺陷数据显示总发生率约为5.6%。预防出生缺陷的有效方法,就是在产科医生的指导下,适时服用"健龙孕宝"这一类含有叶酸及多种维生素及微量元素的保健品,以降低出生缺陷的发生。

　　笔者曾见过这样的病例:出生体重5公斤的孩子,两个月时体重4公斤,血红蛋白5克(严重贫血),肝脾肿大至肚脐,后来查出孩子是"先天性梅毒"……这里想提醒一句,如果想孕育下一代的时候,一定想清楚是否能承担起这份责任,切不可儿戏。

　　脐带结扎到生后28天以内的小婴儿,我们称之为"新生儿"。这段时间经历了从母体内向外环境的转移,其死亡率及发病率均居于人的一生之首,麻烦多多,值得关注。

一、麻烦多多的人之初

（一）呼吸

因为孩子小，生理功能不健全，安静时新生儿的呼吸频率每分钟达到40次左右（成人只有20次上下），而哭的时候更快。但是新生儿呼吸快是有限度的，如果孩子在完全睡着了的情况下，持续超过每分钟50次，就要去看医生了。

笔者碰到一个将近满月外观很健康的孩子，每分钟的呼吸持续在六七十次，甚至达到80次，睡着了呼吸频率也维持在每分钟60次以上。白天查过头颅CT未见异常，笔者晚班时给这个孩子拍了张胸片，显示心脏很大，几乎占据了整个胸腔。于是告诉家长，很可能是"先天性心肌病"，这种心肌就像一个面口袋，收不起来了，随时会有生命危险。果不其然，在七八个小时后孩子突然死亡。像这样的情况，医生预先查到了疾病并且履行告知义务，家长是不会怪罪的。

还有，新生儿的咳嗽反射弱。当孩子（尤其是早产、低体重儿）发生严重肺部感染，一般不能通过咳嗽将痰排出，临床上所见就是孩子脸色一阵阵发灰，非常容易发生窒息，这就是新生儿肺炎危险性大的一个重要因素。

（二）心跳

同样的，新生儿心率比成人快，每分钟为90～160次（成人在60～100次），持续超过140次就要看医生了。

（三）胎便（脐屎）的颜色及呕吐

生后24小时以内就要排出胎便（脐屎）。正常脐屎的颜色应该是墨绿色或是深褐色，总之应该是有颜色的。因为消化道先天性容易出现麻

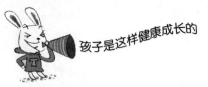

烦,首先就反映在孩子的大便颜色上!笔者曾碰到一个肚子胀得像鼓似的新生儿,追问家长孩子大便的情况,跟着来的一个老人立刻说,大便是白色的,很少,就一点点。后来还算走运,我们请来外科医生轻轻用肛门体温表捅捅,正常的深褐色胎粪被捅出来了,腹胀立马缓解。这是个"低位不全性肛门闭锁"的孩子,因为大便被捅出来,症状缓解,没必要进一步检查了。总之后来是个很会拉大便的孩子!

初生的新生儿由于在子宫内吞入较多羊水,生后可能发生呕吐,呈深黄色黏液状。如果吐得很厉害,可以请医生洗一次胃,这种呕吐基本就没有了。

小婴儿非常容易发生呕吐。这是因为孩子的胃比较浅(人直立行走时,胃就会有一个弯度),加上贲门(胃的大门)括约肌松弛,幽门(胃的后门)括约肌紧张,一个逆蠕动波,奶汁就原路退回来了。所以非常强调吃奶后的护理,就是吃过奶后竖着抱起拍背,直至打嗝方可放下。如果仍然吐得很厉害,就要让孩子侧着睡,以防窒息。当然,一些先天性消化道发育异常,譬如说"先天性幽门肥厚性狭窄"就会有顽固性呕吐,现在借助腹部B超很容易诊断,确诊后要请小儿外科医生手术治疗才能治好。

笔者还曾碰到一些小毛头,在胎便排完之后,大便是绿色或黄绿色夹杂在一起。这可能是小儿消化功能不健全,大便里胆汁的颜色没有完全转换过来,就排出来了。把那种绿色大便放置一会儿,颜色就会转成黄色,这就没有关系。如果大便完全是菜绿色稀水样,放置后颜色不转变,就要来看医生了。

(四)排尿(胎儿期发现肾积水怎么办)

一般生后在48小时内可以排尿。笔者曾碰到一个新生儿,说是生后四五天了,小便很少,几乎没有。跑过去看看,当时正是盛夏,新生儿家里闷热不通风。笔者告知家长给孩子多喂点水,增加适当的降温设备,问题就解决了。泌尿系统还没有见到像消化系统那种完全闭锁的麻烦事。

值得一提的是:随着产前 B 超诊断技术的提高,常规产前检查中,发现肾脏积水占了胎儿泌尿系统异常的 80% ~ 87%,需要认真对待。发现了胎儿期肾积水的应每 4 ~ 8 周复查 1 次,了解积水量的变化。出生后的孩子在生后第 7 天,第 1、3、6、12 个月对孩子进行肾脏的 B 超检查,决定下一步的治疗方案。这其中少部分是多发性畸形,需终止妊娠(即流产);还有部分是可以治疗的;再有就是可以自然恢复的。

胎儿若有一个肾严重积水,在婴幼儿期剩下的一个好肾会代偿性增大,其功能足以保证维持终身不会出现尿毒症,但无功能的积水肾需摘除。因为无功能肾产生肾素,这种物质会引起肾性高血压等全身性病变。对于轻度肾积水,保持不明显增大者可暂时不手术,但有逐渐增大的中度积水则宜限期手术,需泌尿外科医生视病情而定。

(五)脑

新生儿的脑相对较大,脊柱几乎是直的,所以在抱新生儿时应该托住头部。一些与生俱有的反射几乎都跟吃有关,正常孩子生后一两天就可以出现的原始反射是:

1. 觅食反射。即寻找食物的反射。孩子在清醒的状态下,你用手指碰碰孩子面颊,会立刻将小脸转向手指,以为是奶头。

2. 吸吮反射。即吃奶的动作。将奶嘴之类的东西,去碰碰孩子的小舌头或是唇,会立刻出现吃奶的动作。

3. 握持反射。将大人的手指或笔杆放在小毛伢的手心,会立即被抓紧。常说"小儿的手可以抓黄鳝",握力不小的!

4. 拥抱反射。又称"惊吓反射",即突然发出的响声,会让孩子出现类似拥抱的惊吓动作。

这些反射大都在生后 2 ~ 3 天出现,3 ~ 4 个月消失。该出现时不出

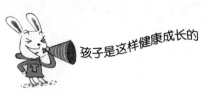

现,该消失时不消失,可能脑子发育有问题了。譬如说握持反射,孩子到4个月左右,小手就应该能经常地张开,而不能老是握着。因为我们拿东西必须是手先张开,再收回抓住。但是4个多月以后,孩子的手不能很好地张开,而且大拇指紧紧贴在掌心,就很难出现手的精细动作(对指运动),很可能就会有手的运动障碍,也很可能是个脑瘫患儿。

(六)体温

大家知道我们人类是恒温动物,感觉冷的时候我们就会"冷得发抖"(实际是肌肉震颤产热);天热了,我们又会热得出汗(散热)。这里完全依赖于大脑的体温调节中枢(指挥部),它及时发出"发抖和出汗"的指令,将人的体温维持在摄氏37度左右。而月子里孩子体温调节中枢不能担此重任,寒冷时无寒战反应,热的时候散热不足(基本不出汗),就会发生疾病。这里说两个极端的例子。

先说"冷伤":我们这里的风俗,刚生下来的孩子是没有衣服穿的,必须等到生后十二天,外婆家"望月子"将小衣服送来,孩子才能有衣服穿。刚出生的孩子不穿衣服怎么办呢,就用老太太的一条裤子在孩子身上缠几道裹起来,外面再包上被子。好了,在寒冷的冬天孩子睡在被子里是不冷的,但是总要换尿布吧,于是反反复复地打开被子。加之御寒的设备跟不上,孩子出现了"寒冷损伤综合征(硬肿症)",严重时全身所有关节都不带打弯的,孩子硬得像"搓衣板",其实就是冻僵了。这种孩子往往死于肺出血,抢救起来也是回天乏力了!

再就是"热伤":记得某年夏天,外界气温40度,一位家长用毛毯(注意,是毛毯)裹着他月子里的孩子来了。孩子已经开始抽搐,量体温时体温表刚贴上皮肤,水银柱就冲到42度。孩子的治疗真让我们犯难:让他住院吧,医生没有责任了,但是孩子爸爸的钱花掉了(这年头挣钱不容易);不住院吧,病情的风险全是医生承担了,心里总有点怵怵的。于是采取了折中的方法:立即给孩子打开毛毯洗了一个温水澡,两个小时后孩子的体温降至38.5度。万幸的是孩子就诊还算早的(刚开始抽搐),如果再晚些来,那真是回天乏力了。后来知道这家人租住的房间狭小、闷热,我们告诉家长,回去将电风扇对着墙壁吹,一天中多洗几次澡,把孩子放在水盆里多泡泡,让这个孩子度过难挨的酷暑。

有一个病叫作"被蒙(捂)综合征",还没有被载入正规教材,但在日常生活中却经常碰到。这个病的前提是"被蒙(捂)",就是被子捂出来的病。其特点是发生在寒冷的季节,无一例外是3个月以下的小婴儿,最主要的是这种孩子不会挣扎啊!

这方面的记忆真是惨痛。笔者冬天里曾碰到个两个多月的白胖小子,第一天下午来看病,仅有37.5度的发热,开点药让家长回去给孩子吃,应该没多大问题。第二天凌晨五点左右,天刚蒙蒙亮,病儿被再次抱来医院时已经死了。再看,贴身衣被均被汗液浸透。于是说:"你这个孩子是被子蒙(捂)死的!"答:"我们那里冷,不捂不行啊!"还有一个被子捂的孩子频繁抽搐,三天治疗下来不抽搐了,但是不清醒,医生告知家长,孩子很可能会有脑子方面的后遗症,只得抱回家了。仔细清点一下,类似的情况一年总能来个四五个,来得早点问题不大,来晚点的,不是死亡就是留下后遗症。

孩子的体温应该怎样掌握才好呢? 一般足月儿在穿衣盖被的情况下,室温维持22~24度,相对湿度55%~65%,孩子的体温维持在36~37度之间较为适宜。

(七)黄疸

简单叙说一下黄疸的来源:孩子在母体里是不呼吸的,为了适应缺氧,身体就造出了许多红细胞(红细胞具有带氧功能)。出生以后随着第一声啼哭,建立了自主呼吸,孩子就有了自己的供氧系统,大量多余的红

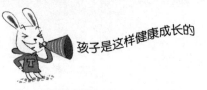

细胞被破坏,黄疸就来了。

这些黄疸先是到肝脏,经过肝脏辛勤劳动,转变成可排泄物排出体外。但是某些疾病如"溶血症"产生了太多的黄疸,肝脏根本来不及处理,这种黄疸就会直接进入大脑,造成大脑的不可逆损伤。这里绝不是危言耸听,就有一个这样的例子:一位基层医院的医师,自己的孩子冬天里出生,整个冬天没抱出房门。等到发现黄疸抱来就诊时,基本就是一个站不住、坐不了的"脑瘫"患儿了。

还有一种情况,就是黄疸排泄的通路(胆管系统)阻塞,黄疸因此而排不出去,集聚在肝脏造成肝脏损伤,最终导致胆汁性肝硬化。这种情况主要见于胆管系统发育异常的孩子。

粗略估算一下,70%～80%的新生儿都会发生黄疸,因此,熟知自己孩子的黄疸是否构成疾病至关重要。一般足月儿生后2、3天,早产儿生后3～5天就会出现黄疸;足月儿生后2周、早产儿生后4周黄疸就应该消退。该消退时不消退,或是孩子在黄疸期间,眼泪、小便像橘子水的颜色,大便像陶土的白色,都是黄疸较重、需立即就医的信号!

现在有一种仪器,可以在孩子的额头、肚皮及脚底板测量黄疸(经皮测量法)。经常听到家长问,测出来多少孩子就要住院治疗了?这里告诉大家,这个经皮肤测黄疸的方法优点是操作简便,对孩子没有创伤,作为筛查可以观察黄疸的动态变化,但并不十分精确,只能作为参考,所以还是需要医生根据情况作出判断的。

还有一种比较时髦的说法即"母乳性黄疸",其特点是停母乳3天黄疸即可自行消退。于是经常碰到的是:这里妈妈停母乳三天,三天后黄疸退了,但是母乳也退了——妈妈没奶或是奶量减少,妈妈开始抱怨了!大家都知道母乳是婴儿最优秀的食品,而"母乳性黄疸"对孩子不造成损害,窃以为,用停母乳来诊断"母乳性黄疸"的方法,是值得商榷的。

其实黄疸消退延迟的孩子,相当一大部分属于暂时性胆汁排泄障碍。我们会推荐服用"茵栀黄"这样一类我们老祖宗对付黄疸的药,应该比停母乳更合适吧? 药价二十元左右,一盒基本搞定。这种药可以在黄疸一出现时就服用。如果一盒搞不定呢? 那可能就是比较大的麻烦了! 服药期间大便次数可能多一点,这是因为黄疸是从大便里排泄的,停药就可以恢复正常,绝对便宜有效,值得一试。当然,您在给自己孩子治疗黄疸停母乳时,又能很好地将自己的奶保住,您就试着断三天母乳吧!

(八)防御系统

新生儿自身的防御功能差,只能从母体内获得一种免疫球蛋白(IgG)。早产儿在妈妈肚子里待的时间少,获得的免疫球蛋白就更少,而普遍缺乏免疫球蛋白 IgM、IgA,易发生细菌感染。前面说过,新生儿皮肤黏膜娇嫩、易破损,加之脐带残端未完全闭合、离血管近,侵入的细菌容易进入血液,形成"败血症"。

(九)特有的生理结构及现象(马牙、螳螂嘴、乳腺肿大和阴道流血、新生儿红斑及粟粒疹)

1. 马牙 新生儿在口腔顶部和牙龈处,有时可以见到黄白色米粒大小的颗粒,是由上皮细胞或黏液腺分泌物积留形成,俗称"马牙",数周后可自行消退。

2. 螳螂嘴 孩子嘴巴里的两侧颊黏膜(腮帮子里面)有一隆起的脂肪垫,被形象地称为"螳螂嘴"。这种脂肪垫在孩子吸奶时形成口腔负压,便于乳汁流出。大家知道,一些初产妇在产后的几天里母乳下不来,老人会去找个大一点的吃奶的孩子,帮着吮吸。有人逗能说:"找孩子干吗? 我们自己吸!"您口腔里没有这种脂肪垫,吮吸时不能形成有效的口腔负压,所以吸奶的效果肯定不如孩子。不知为什么,老风俗看着嘴巴里的"脂肪垫、上皮珠"就是不顺眼,说是"夹奶头",用淘米水加上布(或是

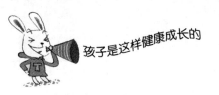

老粗布)去擦,甚至用针去挑破。一个发生在今年(2014年3月份)的真实故事:这家人(即爷爷奶奶、外公外婆)同时用煮开了的淘米水(自认为煮开了就卫生),去擦孩子的嘴巴。可怜不到两个月的孩子先是得了"败血症",再就是败血症并发了"化脓性脑膜炎",再接着并发"硬脑膜下积液",花了几万块钱不说,孩子必须接受反复穿刺直至脑积液引流,是否会有后遗症还不好说。我们只能感叹,这个老习惯为什么如此顽固,使得两家人不约而同地使出这一招,倒是避免了两亲家的争吵。但是,我们拿什么来拯救这个事件中还不能说话的那个可怜的孩子呢? 只能再次强调:孩子的皮肤黏膜是最娇嫩的,是细菌侵入的最佳门户。等到您挑破了"螳螂嘴、马牙",孩子不吃奶、不哭、不动抱到医院,医师很容易就做出"败血症"诊断,那真是悔青肠子的事了。还有,少数新生儿在出生时就有牙齿(新生儿齿),通常不可自作主张将其拔除,也是为了防止皮肤黏膜损伤造成败血症。

3.乳腺肿大和阴道流血:男女新生儿在生后4～7天均可有两侧乳腺对称性肿大(一般是蚕豆大),笔者见过最大的如大核桃般大小,甚至有少许渗液,2～3周后可自然消退,切忌挤压以免感染。如果乳房是一大、一小,可能就是局部的炎症,需抱来就诊了。部分女婴生后5～7天阴道流出少许血性或黏液样分泌物,有的可持续一周自行消退,这就是假性月经,是由于孩子出生后来自于母体的雌激素突然中断所致。如果自己掌握不住阴道出血量,还是就诊比较放心。

4.新生儿红斑及粟粒疹:生后1～2天的新生儿在头部、躯干及四肢出现大小不等的红斑;另外,孩子的鼻尖、鼻翼及颜面部,可以见到因皮脂腺堆积形成小米粒大小的黄白色皮疹。这些都可以自行消退,不必担心。

（十）皮肤及其护理

新生儿皮肤黏膜娇嫩,结构及功能不完善,其特点是:

1. 新生儿的皮肤表面积大,如新生儿的皮肤面积是 2500 平方厘米,体重是 5 公斤,皮肤与体重的比例是 1:500;而成人的皮肤面积是 18000 平方厘米,体重大约为 60 公斤,皮肤与体重的比例是 1:300。这就决定了孩子皮肤对毒素及有害物质的吸收多于成人。

2. 新生儿的皮肤薄,其表皮是单层细胞,厚度仅有成人的 1/10,真皮中胶原纤维少,缺乏弹性易摩擦受损。

3. 皮肤控制酸碱的能力弱,仅靠表皮一层天然弱酸性皮脂膜(PH 值 4.5~6.5)来滋润皮肤。

4. 其皮肤中的血管和汗腺处于发育状态中,调节体温的能力差,在炎热的夏天易生痱子,而冬天极易发生皲裂和冻伤。

5. 新生儿的泪腺发育不成熟,眨眼少,眼睛易受伤害。

6. 皮肤的色素层薄,在炎热的夏天,易被阳光灼伤。一般生后 3 年,皮肤才能基本发育成熟。

鉴于新生儿皮肤所具有的特点,在孩子出生后的 3 年里,皮肤护理至关重要,稍有不慎,娇嫩的皮肤很容易就成了细菌侵入的门户。因此,孩子洗漱护肤用品要求给予娇嫩皮肤最恰当的呵护,其成分为纯天然有机植物成分,对眼睛没有伤害,具有亲肤弱酸性;另外,低刺激及适宜的香味可以促进孩子睡眠。

（十一）防范早产的招数

胎龄不足 37 周出生的孩子我们称之为"早产儿"。据资料统计,我国早产儿的发生率呈逐年增高的趋势。且胎龄越小,体重越轻,致残及死亡率越高。因此,预防早产对于降低新生儿死亡率,减少孩子的伤残率,具有重要的意义。

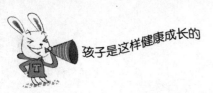

1. 早产的原因：母亲孕期的各种感染、慢性疾病、外伤、过度劳累及多胎、吸烟酗酒、吸毒、外伤、生殖器畸形等，是引起早产的主要原因；另外，年龄在 17 岁以下或 35 岁以上，以前生过早产儿的妈妈，发生早产的概率就高。

2. 防止早产的招数：尽可能地照顾好自己，保持心情愉快，早睡早起，节制性生活、尽早开始产前保健、产前体检，必要时卧床休息，对频繁发生流产、早产的妈妈有一定的帮助。

二、新生儿护理

（一）吃奶

正常足月儿出生后即可喂奶，有促进母乳分泌的作用，无母乳或是不适宜母乳喂养的孩子可以用配方奶粉。大概的原则是新生儿期每 2~3 小时喂一次、每日 7~8 次，吃饱为止；2~3 个月后可改为每天 5~6 次。母乳尽量喂到 4~6 个月，有条件者喂到 12 个月甚至更长。这里强调培养良好的进食习惯，即有规律的喂奶，既有利于孩子的成长，也有利于母亲产后恢复。一般来说，月子里的孩子吃了奶后能安静地睡上两个小时，就可以认为孩子是吃饱了。

经常见到这里孩子吃啊吃的，好不容易安静下来刚刚放下，那里"哇里哇啦"又哭起来，只得抱起来再喂。这时候的母亲真是疲于奔命啊！其实养个孩子辛苦的事比比皆是，所以感叹"养儿方知报母恩"。这时可以找找原因，最大的可能是还没有吃饱（乳量不足），母亲会很诧异："我奶水多得很，孩子已经不吃了啊！"答："那是孩子吃累了！"您可以试着用奶瓶（用您自己的奶，或是配方奶）将孩子抱起来再喂。对于刚刚出生的孩子，吃奶嘴相对于吃母乳要省力许多。或是看看屁屁是不是又湿了。

总之,不要让孩子老是含着奶头吃,给母亲一个比较充裕的休息时间,乳汁的分泌就会更加充足,也有利于下次的哺乳。反之,吃"滴答奶"(不停地吃),就会有"滴答屎"(不停地拉),这种没有规律的孩子护理起来加倍麻烦。当然,频繁而伴有呕吐或其他不适的哭闹还是来医院请教医生吧。

提醒大家的是,喂完奶之后切记要将孩子抱起拍背,直至孩子打嗝后放下,如果孩子有吐奶的情况,最好侧着睡,防止吐奶。又要讲故事了:30年前,笔者在上海一家大医院进修新生儿病理,那时医院里刚出生的孩子和妈妈分开,是放在婴儿室的。护士5点钟给这个孩子喂奶,7点多交班时发现孩子死在摇篮里,解剖时发现孩子气管里有大量的奶凝块。据此推断,孩子五点钟吃奶后有一次吐奶,再吸入气管,造成窒息。所以,给孩子吃奶也是一件挺麻烦的事。强调一句,孩子无小事,譬如说刚喂完奶,来了一个电话或者有什么事马上要办,记住,放下孩子时一定让他(她)侧着睡,举手之劳,可以防止出纰漏啊!

(二)红臀(尿布皮炎)护理

新生儿的衣服应较宽大且柔软,不用扣子、易穿脱,这样可以保护娇嫩的皮肤。每次大便后最好使用婴儿柔润湿巾迅速清洗臀部,并勤换尿布。天冷的时候发现屁股发红甚至有溃破,在注意保暖的情况下,先用湿纸巾清洁臀部,再用电吹风将小屁屁迅速吹干(别烫着啊)。

总之尽可能使皮肤处于相对干燥的状态。单纯臀部皮肤发红可以用温和型婴儿护臀霜,这些含有金盏花精华、银杏精华及大豆蛋白精华的护臀霜,可以有效地滋润皮肤,预防红臀(尿布皮炎)的发生。对于脖颈和腋下的皮肤皱褶处发生的红肿及溃破,也可以采用相同的办法。皮肤有溃破就抹上"红霉素软膏"或是"金霉素眼膏"。

这里强调,不要小看红屁股(我们称之为尿布皮炎),溃破的皮肤极有可能是细菌侵入的第一站,不注意护理,细菌长驱直入到血液,就是败

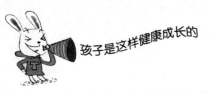

血症,后面的中毒性休克等一系列可怕的并发症都来了,所以要小心地呵护那个小屁屁。

(三)脐部护理

应保持脐部残端清洁、干燥,注意保护脐带的纱布不被尿液污染。发现纱布被尿液污染了,及时用碘伏(药店里有卖)将脐带残端消毒,再更换消毒纱布。脐带脱落后一般不需用纱布包着,也不必频繁使用碘伏了,但是要观察脐轮是否红肿,脐窝有无分泌物及肉芽。总之,孩子的皮肤和脐部是细菌侵入的门户,弄得不好就是败血症,这种病例不少,一旦发生,就会劳命伤财,所以得细心照料着。

(四)大便

全部用母乳喂养的孩子大便是金黄色,有"黄金便"之称。说"孩子的大便桂花香"有点言过其实,但确实不臭,有点酸酸的味道。用牛奶或是配方奶粉喂养的孩子,大便是淡黄色,就有点臭啦!还有,大便里泡沫较多,拉起来时"噗噗啦啦"有响声的是乳糖不耐受,这样的情况一般每天的大便次数也多;大便里有结块或是脂肪颗粒,是脂肪消化不良;有比较多像鼻涕一样的,我们称之为"黏液",就很可能是有炎症了。

因为孩子的胃肠功能不好,一天解个2~3次有泡沫的大便,俗称"不聚肚子",其实有相当一部分是乳糖不耐受。如果此时孩子精神很好,不误吃、不误长,就是正常现象。反之,也有3~4天甚至5~6天解一次大便,孩子不吐、肚子不胀的情况,如果不放心,可以做一个腹部B超,如果排除了先天性肠道畸形,也是属于正常现象。

(五)接种卡介苗的局部反应

健康的新生儿生后三天内就要进行卡介苗接种,在接种后的1~2周,接种部位会出现皮肤红肿、硬结,中间逐渐形成白色小脓包,2~3个月后自然结痂脱落(不可提前去抠),并留下永久性疤痕。还有,少数孩子接种后皮肤无反应,那就等到3个多月去结核病院检查,做个"结核菌素(PPD)"实验,如果是阳性(需医生判断),就表明卡介苗接种成功了。注意,有脓包时穿的衣服更要宽松,不必擦药、包扎,可以去医院请教帮您孩子接种疫苗的医生,他们在这方面见得多,可以给您一个很好的指导。少数孩子在接种卡介苗的同侧腋下会出现一肿块,这就是我们身体的"哨兵"——淋巴结,它来通风报信说这里有异类侵入啦!这个"小哨兵"不超过小蚕豆大就没有关系,随着接种部位皮肤上小脓包的愈合它也会悄悄撤退。当然,如果"哨兵"的体积超过蚕豆大,或是来了几个"哨兵",连对侧腋下的"哨兵"都跑来了,最好还是请教医生。

三、需要加倍呵护的早产儿

胎龄小于37周的早产儿又称"未成熟儿"。其胎龄越小,体重越轻,死亡率越高。尤其是体重小于2斤的孩子,伤残率也高。顾名思义,这样的孩子各方面生理功能都不成熟,生存能力更差。值得一提的是,这样的孩子如果有缺氧或喂养不当,易发生"坏死性小肠结肠炎",从而危及生命。如果采用人工喂养的早产儿,应选用早产儿奶粉。还有,早产儿易发生呼吸暂停、脑及听力发育异常,所以应配合医生,按时接受相关的检查。

四、判断新生儿缺氧的评分及预后

孩子出生时的窒息可以理解为缺氧,是指出生时没有自主呼吸或是呼吸不畅导致了低氧血症,这是新生儿死亡和伤残的重要原因。

(一)病因

1.母亲有严重的贫血、心血管疾病、糖尿病;有不良嗜好,如吸毒、吸

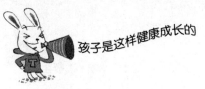

烟;年纪大于 35 岁或小于 16 岁及多胎等。

2.早产或巨大儿(体重 8 斤以上),先天性畸形等。

3.大于 42 周分娩的过期产儿,其胎盘带氧的功能会打折扣,我们称之为胎盘老化;还有脐带绕颈、过短等。

（二）缺氧的症状

1.胎儿在妈妈子宫内缺氧就会有挣扎,早期是胎动增加,胎心每分钟大于 160 次,晚期孩子挣扎不动了,胎心就会小于 100 次。

2.这里介绍缺氧的评判方法,即阿氏评分法(Apgar)。这种方法很好理解,五个字母代表了五项与生命有关的内容,即呼吸、心跳、皮肤的颜色、肌肉的张力、对外界的反应。每项 2 分,阿氏评分法的总(满)分是 10 分。譬如说,您刚出生的孩子,随着一声嘹亮的啼哭即脸色红润,手舞足蹈,这个孩子就没有缺氧,是个满分(10 分)的孩子。子宫内的缺氧,首当其冲是影响呼吸:如果刚出生的孩子没有呼吸或是呼吸微弱,就要扣去 1～2 分。对于其他项目也是这样评分的,譬如说:肌肉的张力是指刚出生的孩子四肢活动好,是 2 分,仅有四肢屈曲甚至松弛,就要扣去 1～2 分。总分 4～7 分为轻度缺氧,0～3 分为重度缺氧。如果刚出生的孩子评分低也不要慌,医生会立即采取相应的抢救措施。所以生后 5～10 分钟(医生抢救之后)还会各有一次这样的阿氏评分,特别是生后 5 分钟的阿氏评分,如果评到 7 分以上,孩子发生脑后遗症的可能性就会大大减少。

想想,睡在产床上的你,突然开口问产科医生阿氏评分的结果,她们(产科医生大都是女的)一定会为你的博学吃惊,这可是非常专业的名词呵!不过,我们的目的就是要让准妈妈们从睡在产床上的那一刻起,就将孩子的健康掌握在自己手心里!

五、缺氧损伤大脑会有后遗症吗

缺氧损伤大脑的病叫作"缺氧缺血性脑病（HIE）"，也就是窒息缺氧引起脑的并发症。早产儿发病率明显高于足月儿，但由于足月儿的存活率占绝对优势，故以足月儿多见。

（一）症状

根据孩子生后各方面的反应，将其分为轻、中、重三种情况。

1.轻度。出生后有过度兴奋的症状，譬如说易激惹（没有打包的状态下，轻轻碰碰孩子，全身立刻动个不停），但是不会有抽搐。所有不良的症状在生后三天内消失。

2.中、重度。除了兴奋症状，就是发生程度不同的抽搐，意识不清。如果所有抢救措施不见效，发生后遗症的可能性大。重度脑病抽搐时间更长，多在一周内死亡，存活者后遗症的可能性更大。

（二）预后

其实刚刚出生的前3天是关键，经抢救，孩子很快就不抽搐，各方面的反应正常了，后遗症发生率微乎其微。如果对医生采取的抢救措施没有反应，抽搐、昏迷的症状持续大于一周，就会预后差，幸存者常有智力、运动障碍和癫痫等后遗症。

当然，现在临床上广为应用的、0～1岁52项神经运动检查和新生儿的20项检查，有助于较早期发现后遗症。一些有出生窒息、黄疸持续时间长等症状，我们称之为"高危儿"的，在没有出现脑瘫症状时进行早期治疗（干预），可能会起到事半功倍的效果。

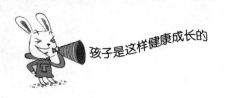

六、母子血型不合的溶血病

妈妈和自己孩子血型不一样(孩子随父亲的血型),胎儿红细胞进入母体(很容易的,和母亲一根脐带连着呢),母体就会产生抗胎儿红细胞的抗体(有害抗体)。时机成熟,妈妈体内的这种有害抗体会把孩子红细胞破坏掉,"溶血病"随之产生。溶血病可以出现严重的黄疸和贫血,可以致残,甚至危及生命。

说到这里,大家大概会问,难道我们只能选择和自己血型相同的爱人吗? 好像还没有这样的说法吧? 确实没有。人群中母亲、孩子血型不合的人很多,但是溶血病的发病率却是微乎其微。这是因为:(1)孩子体内存在着可以中和有害抗体的物质,这种物质很轻易就将有害抗体化解了。(2)有害抗体体积大,不能很轻易进入孩子体内。(3)胎儿红细胞很弱小,可以躲过母亲体内的有害抗体的攻击。有了这么几条防线,就大可不必担心啦!

需要说明的是,如果微乎其微发生溶血症的事被您孩子摊上了,情况许可,就要尽可能保住本次出生的孩子。因为有害抗体随着怀孕胎次的增加而浓度也会增高,危害会越来越大!

(一)症状

1. 据统计,临床上以 ABO 溶血常见,主要发生在母亲"O"型血,爸爸"A"或是"B"型,第一胎就可以发病,但一般病情较轻;还有一种是"Rh 溶血病",一般发生在第二胎。常常有母亲惊讶地说,我这是第一胎呵! 不要忘记,前面有引产是要计入怀孕胎次内的(也有可能是输血)。

2. 黄疸。ABO 溶血的孩子可以在生后两三天出现黄疸;而 Rh 溶血一般在生后 24 小时以内黄疸就来了,而且来势汹汹,孩子有橘子汁一样的眼泪、小便,同时苍白水肿、抽搐,严重的很快进入昏迷、死亡。

3. 贫血。主要见于 Rh 溶血,因为大量红细胞被破坏,黄疸出现的同时就会脸色苍白,血红蛋白减少,心脏有杂音,甚至心力衰竭。

4. 大量的红细胞被破坏,肝脏来不及处理的胆红素进入大脑,孩子就会抽搐,昏迷,我们称之为"胆红素脑病"。大部分的孩子在"脑病"期间死亡,存活的孩子两个月后进入后遗症期:如手脚不自主、无目的动个不停,眼球在眼窝下面形成所谓"落日眼",最可怕的是不能站不能走,牙齿呈绿色或深褐色,智力落后等残疾。

（二）治疗

1. 光照疗法。机理是通过光线照射,改变有毒胆红素的结构,使之容易排泄,是一种花钱不多、行之有效的治疗手段。主要用光疗箱,日光灯和太阳光也有一定疗效。但是光疗只能作用于皮肤浅层组织,因此皮肤黄疸消退并不能说明病情痊愈。光照时可以出现低热、腹泻和皮疹,但多不严重,可以继续光疗。光疗可以使皮肤呈青铜色,停止光疗青铜色就消退了。

2. 药物。(1)白蛋白。白蛋白是运输胆红素的汽车(载体),可以减少血液里有害胆红素的浓度,防止发生脑病。(2)丙种球蛋白。丙种球蛋白于生后6~8小时就可以用,有保护红细胞的作用。(3)酶诱导剂。如苯巴比妥、尼可刹米,可以增加肝脏酶的活性,促进有害胆红素结构的转变,使之易于排泄。

3. 换血。可以防止发生胆红素脑病,纠正心衰,减轻溶血。小早产儿同时有缺氧、酸中毒或上一胎溶血严重者,适当放宽换血指针。

（三）预防

1. 主要用于 Rh 溶血。产前检查至关重要,采取的措施有提前分娩、血浆置换、宫内输血。

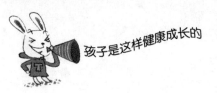

2. Rh 阴性的母亲在流产或生过 Rh 阳性孩子72 小时后,肌注抗 D 免疫球蛋白。

七、防范细菌感染性疾病的常识

(一)新生儿败血症

是指细菌侵入新生儿血液并生长、繁殖、产生毒素而造成的损害。

1. 症状

(1)早发型。生后 7 天以内就发病,往往见于母亲临近分娩时发热(即母亲血液里可能有细菌);或是分娩时肚子不疼羊水就破了(胎膜早破),孩子天然的胎盘防线没有了,是细菌侵入的绝佳机会。

(2)晚发型。出生 7 天以后发病。往往见于孩子有脐炎、肺炎、脑膜炎等,细菌侵入的途径是皮肤、肺、大脑等。值得一提的是,成人的败血症至少有怕冷、发高烧等全身反应。孩子恰恰相反,因为免疫功能低下,对外界那么强烈的打击基本是无力反抗,于是无声无息的败血症就来了。概括起来就是不吃、不哭、不动(我们叫作"三不"症状),再加上体重不增加。还有,因为细菌的毒素对红细胞有破坏作用,所以黄疸加重。到了晚期就会有休克、硬肿症,会并发肺炎、脑膜炎、坏死性小肠炎等,或是使原来的肺炎、脐炎等疾病加重。

2. 确诊

主要依据血培养。问题是有些血培养今天出现一个细菌,家长正被吓得不轻时,医生又告诉家长,复查时又出来一个别的细菌(跟上次不一样的细菌)。这就要看孩子的情况了:如果孩子吃得好,体重照样增加,我们只能作为诊断的参考。如果两次甚至三次培养都是一个菌,那就是绝对的确诊了。当然,还可以做尿、脑脊液的细菌培养,查 C – 反应蛋白等。如果血培养没有查到细菌,医生也要结合孩子的情况,就是前面说的"三不"症状,再加上擦螳螂嘴、挑马牙的病史(这一点很重要)。完全依赖化验室检查,被化验单牵着鼻子走的,那就不是一个真正意义上的医生。

3. 治疗

(1)抗生素治疗。针对病原体选择有效的杀菌药物。用药的原则是早用、联合用、静脉给药。一般的疗程为 10～14 天,有并发症的应治疗 3 周。

(2)对症支持疗法。可以静脉滴注丙球、输血等。

(二)新生儿感染性肺炎

是新生儿常见病,也是新生儿死亡的重要因素。根据发病时间分成先天性和后天性感染性肺炎。

1. 病因

(1)先天性肺炎。主要的病原体是病毒、细菌、原虫(弓形虫)等。细菌侵入的途径是这些病原体先感染母亲,再通过胎盘感染孩子。

(2)羊水早破 24 小时以上或是分娩过程中吸入被污染的羊水,我们称之为分娩过程中的"感染性肺炎"。

(3)出生后的感染性肺炎。常见护理不当(主要是冷热不均),或是家里有感冒的病人,孩子先是"伤风",因抵抗力低下,感染很容易顺着呼吸管道往下蔓延,导致肺炎。也可能是败血症的局部病灶,同为细菌感染性疾病,两者常互为因果。

2. 症状

新生儿肺炎最大的特点就是不发热、不咳嗽,医生检查,甚至肺部不出现杂(啰)音。

(1)先天性肺炎。往往出生时有窒息抢救的病史,随之发生呼吸不

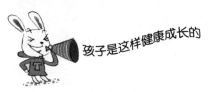

畅、呻吟，严重时面色发灰。

（2）后天感染性肺炎。可能出现呼吸不畅、口吐白沫、反应低下（就是我们前面说的不吃、不哭、不动）。大一点的孩子可以有咳嗽、发热。

3. 治疗

（1）保持呼吸道通畅，吸氧。

（2）有效抗生素的抗病原体治疗。

八、化验项目最多的其他感染性疾病（各种病毒、弓形虫、梅毒的感染）

除了细菌，新生儿还会有其他病原体如病毒、原虫、螺旋体（梅毒螺旋体）的感染。以头个字母命名的 TORCH（读近似音"陶其"）化验检查，就是查这方面内容（又称"优生四项"）。其五个字母代表了五种病原，随着梅毒的复活，梅毒螺旋体感染也成为宫内感染一个很重要的病原体。

（一）巨细胞病毒感染

巨细胞病毒是一种弱的致病菌，普遍存在于自然界，我们国家孕妇巨细胞病毒抗体的阳性率高达95%，是高发地区。妈妈通过胎盘感染了孩子，就是"先天性感染"。还有，分娩时孩子吸入含有病毒的羊水，出生后吃了含有病毒的奶水，或是输血，都会发生围生期的巨细胞病毒感染。

1. 症状

（1）先天性感染（胎内感染）：出生2周内有病毒排出，称之为"先天性感染"，先天性巨细胞病毒感染常见的症状有早产、宫内发育迟缓、黄疸及肝功能受损，还有贫血、脑钙化及眼睛脉络膜视网膜炎等。其后遗症是智力低下、运动障碍等；突出的是多在1岁左右出现感觉神经性耳聋，并进行性加重。

（2）出生时或出生后感染：潜伏期为4～12周，多数无症状。新生儿期主要表现为肝炎和间质性肺炎，足月儿呈自限性过程（病情轻），预后一般良好。早产儿可能有血液系统损害、心肌炎、单核细胞增多症等，死亡率高达20%。输血传播受感染者可引起致命的后果。

2. 化验

（1）可以对尿液、唾液及脑脊液等分泌物做病毒分离，其中可以多次尿培养分离，以求查到病原体。

（2）采孩子的脐血或生后2周以内查血CMV - IgM（＋），是先天性感染的标记；如果CMV - IgG滴度升高持续在6个月以上，提示有先天性的感染。

（3）胎儿超声波检查，可以见到宫内发育迟缓、脑室扩大、小头畸形、颅内钙化及肝脾肿大。

3. 治疗

更昔洛韦有一定疗效，静脉滴注，疗程6周。其副作用是白细胞和血小板减少、肝损害和神经系统并发症等。医生会根据病情掌握用药指针。

（二）弓形虫感染

大家应该知道，人类弓形虫感染发病唯一的传播途径，就是猫科动物。世界各地的感染以欧美国家为主，其中法国人是80%左右，我国在8%以下。成人感染弓形虫大多不发病，经胎盘传播引起胎儿感染。据统计，北京地区母亲弓形虫感染，其婴儿的感染率为12.6%，是引起孩子脑发育畸形及神经发育障碍的重要原因之一。

1. 症状

"先天性弓形虫病三联症"指的是脑及眼睛的先天性发育异常。主要表现是：

（1）早产、宫内发育迟缓、肺炎、心肌炎等。

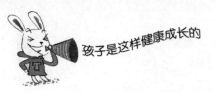

（2）有脑炎的症状，还可以有脑积水、脑钙化等。

（3）眼部症状是小眼球甚至无眼球等。

2. 预防及治疗

这个疾病预防简单而有效，就是既然决定做母亲，在怀孕前后不和猫、狗一类的宠物接触。治疗采用磺胺嘧啶加上乙胺嘧啶，疗程 4 ~ 6 周，用 3 ~ 4 个疗程，每疗程间隔 1 月。还有螺旋霉素，在胎盘中浓度高，适用于孕妇及先天性弓形虫病。

（三）先天性梅毒

二十几年前我们看到一个梅毒患者也是看稀罕，现在产前检查发现有梅毒感染的，分娩后第一时间请会诊，我们儿科医生就介入，再也不是稀罕事了。孩子是无辜的，况且早期治疗费用很便宜，易根治。有报道称，有效治疗 6 个月后梅毒抗体转阴的概率很大，可以彻底治愈。而错过了刚出生时这 6 个月黄金治疗时间，转阴（治愈）的概率就很小了。

母亲早期未经治疗的梅毒感染，其胎儿均会受累，其中 50% 的胎儿会发生流产、早产甚至死亡。存活者会在生后不同年纪出现症状，其中 2 岁以内发病者称为早期梅毒，2 岁以后为晚期梅毒，主要为早期感染遗留的畸形或慢性损害。

1. 症状

大多数孩子于生后 2 ~ 3 周才会出现症状。现在我们儿科医生治疗的先天性梅毒患儿，基本是没有症状，产前检查时发现母亲梅毒抗体阳性（体内有病原体）的孩子。曾有一例先天性梅毒，是在孩子两个月时因感冒，我们检查发现贫血、肝脾大，确诊依靠的是亲属提供的相关病史。那时产前检查只是查查胎位，还没有查这方面抗体的说法，诊断主要靠医生询问不洁性生活病史。这个，说起来容易做到难哪！譬如说，我们按照医学要求询问家庭住址时，都会遭到白眼："干什么？你想侵犯我隐私啊?!"为了避免漏诊,现在所有来产前检查的妈妈都要做梅毒、艾滋病抗体检查。

先天性梅毒的症状:(1)几乎所有病孩均肝脾肿大,伴有黄疸、肝功能受损。

(2)生后1周出现鼻炎症状,生后2~3周出现皮疹。

(3)骨损害的发生率是80%~90%,多数无症状,少数因骨的剧烈疼痛,孩子不愿意活动,甚至拒绝抱起而出现瘫痪的样子(假瘫痪)。

(4)全身淋巴结肿大,贫血,早产等。

(5)脑的症状表现为脑积水、惊厥、昏迷等。

(6)没有经过治疗的梅毒称之为"后期先天性梅毒",骨的损害可以见到军刀状腿、马鞍鼻等。还可能有瘫痪、智力不全、耳聋(往往在8~10岁出现)及失明等。

2. 诊断说明

经过疏而不漏的产前检查,我们儿科医生现在治疗的大都是没有症状、仅凭产前检查一纸化验单判断有问题的孩子,这里需要说明的是,诊断要慎重,父母双方对此有疑义的更要慎重。这个病的社会意义甚至大于治疗意义!

我们就碰到一例:父母双方多次在多家医院做相关血液检查,都没有发现问题(梅毒抗体阴性);但孩子也是多次在多家医院相关血液检查,却是梅毒抗体阳性(有问题),这就不好解释了。分析下来我们认为,多家医院均采用了同样的试剂、同样的实验方法。这个孩子第二次来病房接受治疗时,我们建议家长带去省疾控中心甚至外地医院再做检查,以求确诊。可以看出,小夫妻俩有如释重负的感觉。我们的建议很可能是在挽救一个面临崩溃的家庭!

诊断:(1)查胎盘、羊水、皮损等部位的标本,在暗视野显微镜里找梅

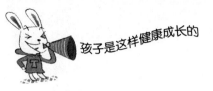

毒螺旋体,查到梅毒螺旋体绝对可以确诊,但是做到比较难。

(2)快速血浆反应素实验(RPR):广泛用于梅毒的筛查、诊断及判断疗效。

(3)梅毒螺旋体颗粒凝集实验(TPPA):可用于确诊,但不能作为评估疗效的指标。

3.治疗

首选青霉素,14天一个疗程。青霉素过敏者可选用红霉素,连用12~15天。疗程结束后,应在孩子2、4、6、9、12月时监测梅毒抗体(RPR＋TPPA),直至其滴度持续下降或阴性。

及时、正规治疗孕妇梅毒,是减少先天性梅毒发病率最有效的措施。

九、早产儿生后可能要过的呼吸关（新生儿呼吸窘迫综合征 RDS）

这种病英文简称"RDS",又称"肺透明膜病"。正常情况下,我们的肺泡应该像捕鱼时的渔网一样通通张开,而渔网中间的空隙就是气体交换的地方。胎儿在母体内是泡在羊水里不呼吸的,肺泡没有打开;刚出生的孩子必须依靠一种"活性物质",才能把肺泡打开。这种活性物质在怀孕18~20周出现(孕期4~5个月),35~36周(孕期八个半月到九个月)达到成熟水平。而早产儿脱离母体太早,这种活性物质产生不足,肺泡就不能打开,维持生命的气体交换没有地方进行,就会因严重的缺氧而危及生命。

（一）症状

1.大多是早产儿,也有一部分妈妈是糖尿病、胎盘异常,或是剖宫产、双胎中较小的婴儿和男婴。

2. 主要表现就是严重的缺氧。如果没有窒息,孩子出生时正常。但在生后 2~6 小时内出现越来越严重的呼吸困难,孩子可能有呻吟、面色发灰、叹气样呼吸等。

3. 生后 3 天内,这种"活性物质"自然分泌增加,所以孩子能熬过 3 天,病情就会减轻。

（二）治疗

1. 保暖、保证营养和液体的供给。

2. 有自主呼吸的孩子可以经鼻塞、面罩等进行供氧。

3. 持续低氧或是频繁的呼吸暂停,就要用呼吸机了。

4. 医生会根据病情酌情使用促进肺泡扩张的表面活性物质。

（三）预防

产科医生要做的是预防早产。对孕 24~34 周需提前分娩或有早产迹象的,出生前 24 小时至出生前 7 天给妈妈注射地塞米松。对早产儿（七个半月左右的孩子）可以预防性采用促进肺泡张开的药。

十、腹胀、呕吐和血便，警惕宝宝杀手：坏死性肠炎（NEC）

新生儿坏死性小肠结肠炎是以腹胀、呕吐和血便为主要表现的一种严重疾病,90% 发生于早产儿,死亡率高达 50% 左右。

（一）病因

1. 早产儿胃肠功能发育不成熟,加之不适当的喂养易导致肠道损伤。这里如前所述,如果是人工喂养的早产儿,最好用专门的早产儿配方奶粉。

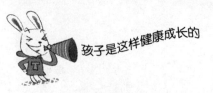

2. 败血症或肠道感染,毒素可损伤肠黏膜。

3. 出生时的窒息或是严重肺炎的缺氧,可致肠黏膜损伤。

（二）症状

多见于早产儿,大多数于生后 12 天发病,极低体重儿可延至生后 2 个月,足月儿一般在生后 1 周内发病。开始有体温不稳定、嗜睡等症状,继之出现腹胀、呕吐,大便有血或腹泻。严重的并发败血症及肠穿孔、腹膜炎。

（三）治疗

至少禁食三天,胃肠减压、抗感染及对症补液。有肠穿孔时考虑手术。

十一、肚脐渗水鼓包

（一）脐炎

细菌从脐带残端侵入,并在其中繁殖而导致急性炎症。轻者脐轮与脐周皮肤红肿渗水,重者脐部有脓,伴有臭味。炎症向周围组织扩散,引起肚皮红肿、发硬,甚至有腹膜炎、败血症。

轻者局部用碘伏清洗,每日 2~3 次;重者就要静脉注射抗生素了。

（二）脐疝

脐部向外凸出并且增大,形成直径 1 厘米左右的包块,也有超过 3~4 厘米的,手指按压有"咕吱、咕吱"的响声,不疼不痒,我们称之为"脐疝"。通常孩子哭闹时向外凸的明显,安静时按压可以恢复到正常位置。这是孩子腹部肌肉不发达,肚子里的一些腹膜、肠子从肌肉交接处钻出来而形成的,一岁左右脐疝可自动愈合。老百姓喜欢缝个能盖住脐部的口袋,再用绷带等绑在肚子上,这样做没什么坏处。四岁以上,疝囊较大、仍然没有愈合者可予手术治疗。

十二、不用担心太多的产伤性疾病

（一）头颅血肿

血肿部位以头顶部两侧多见，常为一侧，少数为双侧，看上去给人"头顶生角"的感觉。是胎位不正、胎头吸引或产钳助产时导致血管破裂，血液积留在头皮的骨膜下所致。

血肿在生后数小时至数天逐渐增大，但是不超越骨缝（即颅骨线状凹凸不平处），摸上去软软的，边界十分清楚。血肿小的不需治疗（占90%左右），大约经历数月包块先是变硬，随着年纪增长逐渐消失。极少数大的血肿伴有严重黄疸者，需请脑外科医生协同治疗。这里要提醒的是，绝大多数头颅血肿只需等待血肿自行吸收消散，千万不要用针头去抽吸，以免带进细菌，造成严重后果。

（二）先锋头

又称"产瘤"。多发生在头顶正中部位，出生时即可发现，肿块边界不清，头皮微微红肿，软软的不疼不痒。生后 2 ~ 3 天即消失。这是由于孩子经过产道时头皮循环受压，形成头皮下水肿所致。

（三）锁骨骨折

多发生在锁骨中段，此处锁骨较细，无肌肉附着，易于损伤。大部分无明显症状，我们经常是在给孩子做胸片检查时发现。所以，孩子有某一侧上臂活动减少，或是牵拉孩子手臂时有哭闹，就要注意了。

X 胸片可以确诊。如果是骨裂，不需治疗。如果是完全性骨折，有学者也认为无须处理，随着孩子生长发育、肩部增宽，错位及畸形可自行消失。可以在骨折的腋下置一软垫，不能动的手臂以绷带固定于胸前，2 周

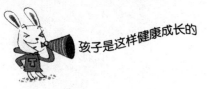

可愈合。

（四）臂丛神经麻痹

是新生儿周围神经损伤中最常见的一种。往往是难产、臀位、肩娩出困难,臂丛神经过度牵拉所致。分成三型:

1. 上臂型。即整个上肢不能很好地活动。

2. 中臂型。肘关节以下的前臂、腕关节和手不能伸展或活动减弱,而肩部及拇指活动不受太大影响。

3. 下臂型。手腕及手的活动减弱,新生儿特有的握持反射减弱。磁共振、肌电图及神经传导试验有助确诊。

是否有后遗症取决于受损程度。如果是神经麻痹,可以在生后一周开始做按摩及被动运动,大部分的孩子2~3个月即可获得改善甚至完全恢复,如果是神经撕裂则会有永久麻痹。

（五）面瘫

是指分娩时胎头下降或产钳助产损伤了面神经。此时孩子一个眼睛闭不拢,不能皱眉,哭闹时歪鼻子斜眼。因为眼睛闭不拢,久之会损伤角膜。治疗时主要保护眼睛,可以用一块湿的纱布盖在闭不拢的眼睛上。多数孩子在生后1个月内自行恢复,极个别不能恢复者需手术治疗。

成长的烦恼

从呱呱坠地到成年,经历了年龄上的七个阶段,其中有一个智力形成关键期,两个生长发育"快"的阶段,两个"心理反抗期"。每一个阶段都有着与年龄相关的特点。

一、需认真应对的第一个生长发育高峰（1 岁以内）

如上所述,一个出生约 3 公斤的孩子,经过一年辛苦照料,一岁时体重可以达到出生时的 3 倍(9 公斤左右),身长增加了 50%（约 75 厘米）。可以说这一年里生长发育极其迅速,是人类生长发育的第一个高峰,对营养的需求量相对较高。大家知道"大头娃娃"事件,一岁以内、以乳类食物为主的孩子,如果吃了"问题奶粉",就会出现典型的蛋白质营养缺乏而导致生长发育迟缓,甚至影响智力发育。六个月后从母体带出的抗体基本消失,抵抗力就差,孩子会经常"发扁桃体"（扁桃体炎）,此时需认真对待的问题有:

（一）辅食添加

母乳再好也不是人类的终身食物。一岁左右的孩子就要经历一个重

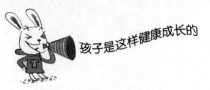

要的饮食转换过程,这就是断奶。但是断奶又不是一下子能办到的,断奶前给孩子添加辅食就至关重要了。孩子食物的更换,应该采取循序渐进的方式,总体的原则是从液体(乳类)→半固体(泥状、末状食物)→成人固体食物,逐渐适应各种口味,让孩子知道这个世界上原来有这么多好吃的呀! 并且让孩子学会使用工具(勺子等),最终完全自食其力。添加的顺序一般先是添加纯米粉,再过渡到含强化铁的米粉、蛋黄,如果喂进去的食物孩子消化得很好(根据大便状况判断,没有出现腹泻、便秘就行),就可以把添加的食物逐渐加量、加种类。

孩子 4~6 个月时,可以吃点菜泥、水果泥、含铁配方的米粉(奶粉),7~9 个月时吃点稀(软)饭、烂面菜末、蛋、鱼泥、肉末、豆腐、肝泥、水果等,10~12 月吃软饭、烂面碎肉、碎菜、蛋、豆制品、水果等。

(二)穿多少衣服比较合适

我们提出的原则是,孩子可以根据大人的衣着适当增减,尽可能不要让孩子穿到出汗。譬如说,我们内陆气候就是早晚温差大,您就早上凉的时候给孩子多穿点;中午气温高了,您就让孩子少穿点。切记,中午脱的衣服到了晚上 6、7 点后还要加上去,切不可一套衣服从早到晚就那样穿着。因为出生后 6 个月,孩子从母体带出的抗体基本消失,自身抵抗力尚不成熟,这一阶段最容易发生各种传染性及感染性疾病。那就注意孩子衣着及日常起居,因为冷热不均,是导致抵抗力下降最重要的诱因。

有人抱怨,总不能一天 24 小时让我盯着他(她)吧。是啊,老虎都有打盹的时候,何况我们人呢! 一般来说,白天问题不大(注意力集中,盯着呢),晚上睡觉时的原则是多穿点、少盖点:即穿着线衣、线裤(不扎人的衣物)睡觉,盖的被子可以比大人薄一些。有人说:"被子盖少了,孩子冷啊!"再想想,就是因为冷,孩子就不会蹬被子了。而睡觉时穿得多,就是在你打盹时,孩子盖的被子即使全蹬完,也不至于全身冻得冰冷,生病的概率就会大大减少。

当然也可以用睡袋。最好是选用有袖子的睡袋,孩子睡觉时可以随意翻动,不会觉得憋屈。孩子再大些,或者天太热,孩子不接受睡袋时,可以弄个带子缝在被头(弄成像提包的包带那样),睡觉时将带子套在孩子脖子上,被子就不会被蹬掉了。或是根据气温在孩子胸腹部围上一个较大的棉布手巾或是棉兜兜,护住胸腹部。

有些妈妈对自己的孩子越看越爱,白天搂着、晚上也搂着,搂着孩子睡觉。前面说过,人类是恒温动物,你搂着孩子,你就是他被子里一个摄氏 37 度的热水袋,还是恒温的。这就怪不得孩子蹬被子了,热啊! 让孩子自己睡,没你这个热水袋,蹬被子概率减少,生病的几率减少,自己也睡得舒服些吧?

(三)多汗

有的孩子自六七个月就开始多汗,表现在即使气温不高,也会动不动就满头大汗,睡觉时更容易汗湿衣被、枕巾。这里不妨观察一下,这个汗出在白天或是上半夜,通常是凌晨两点钟前,真正到了下半夜汗就没有了,这就是"自汗",是正常的生理现象,这种现象可以持续到十一二岁。而一夜出汗到天亮,同时伴有低热、食欲不好、体重下降,那就是"盗汗",是结核病重要的症状,需要看病了。还有,佝偻病出汗主要是三个月以内的小婴儿,而其他年龄段的出汗不在这个范畴。

汗多的原因简言之,孩子处在生长发育阶段,新陈代谢旺盛产生的热量多,加之肾脏排泄功能不灵光,支配汗腺的那根神经又特别勤快,有的孩子在睡觉前再吃点奶(加了能量),那就出汗吧!

问题是汗多的孩子容易生病,就是汗多了汗毛孔都是张开的,稍微受受风感冒就来了。感冒再下去,哮喘、肺炎等毛病就都来了。要不怎么说:"要想小儿安,三分饥和寒呢!"其实这个三分寒,是想方设法减少孩

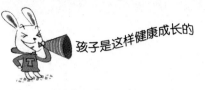

子出汗,如上所述适当增减衣着是很重要的举措。

但是有时候孩子多汗我们是没办法改变的,那就在孩子背后塞上一条全棉的小方巾,可以及时将汗吸走,但要及时更换小方巾。背后塞吸水性能强的纸巾也可以,纸巾不仅吸走背上的汗,还可以将衣服上的汗吸走。还有,记住给汗多的孩子适当喝点淡盐水,以补充丢失的盐分。

(四)湿疹(奶癣)

通常把婴儿湿疹很形象地称为"奶癣",也就是说可能与吃奶有关。婴儿湿疹最早见于2~3个月大的婴儿,根据皮疹的形态可分成三种类型:1.脂溢性湿疹。即面部、眉间皮肤发红,上面有黄色油腻的痂,头顶是厚厚的黄浆液性结痂。一般在6个月后随着添加辅食的增多,可以自愈。2.渗出性湿疹。多见于3~6个月肥胖的婴儿,面颊部可见成片米粒大小红色丘疹,伴有小水疱,特别痒。孩子自己够不着时,就会寻找可以抓痒的地方。譬如说,抱着孩子时会在你衣服上蹭来蹭去。小水疱抓烂了治疗不及时,可泛发到全身,还可继发感染。3.干燥性湿疹。多见于6个月~1岁的小儿,除了头面部,四肢及身上也会有密集小丘疹,红、肿、痒。这种全身都有疹子的易转变成慢性湿疹,导致全身皮肤苔样增厚,成年后孩子生病想打静脉针或抽血都找不到血管,不但影响美观,还会给孩子一生造成心理及生理方面的负担。

别小看宝宝的湿疹,它与21世纪的流行病——"过敏"密切相关。所谓"过敏历程"的第一站就是湿疹(0~3岁多发),第二站是发生哮喘(儿童后期,大约3~5岁开始),而第三站是过敏性鼻炎(青春早期发病率增高)。尤其家族中有过敏性疾病长者的,发病率会更高些。

治疗湿疹最重要的就是尽可能找出过敏原,而牛奶和普通配方奶粉,是婴儿期最主要的过敏原之一。一部分母亲吃鱼、虾、蟹、鸡发生过敏,这些过敏因素可以通过母乳传给婴儿。因此,当孩子发生那种遍及全身的干燥性湿疹,有可能向慢性湿疹转化,甚至已经发生"吼病"的孩子,就要考虑改用水解蛋白配方奶粉(低致敏性奶粉),至少用到 6 个月,最好使用到 3 岁,可以收到较好的效果。如果无效,可以选用深度水解蛋白配方奶粉,待症状消失再转为低致敏性奶粉。可能经济方面多付出了,但是较之以后出现慢性湿疹乃至哮喘这样麻烦的事,我们认为这种付出是值得的。

外用的婴儿抚敏霜其主要成分是金银花精华、石榴精华及金盏花精华,可以清热解毒及降低皮肤的致敏性。婴儿湿疹膏含有人参精华、鼠尾草精华及芦荟精华,可以给皮肤天然的保护,用于孩子的湿疹、汗疹及口水疹。

在护理有湿疹的婴儿时要注意,避免有刺激性的物质接触皮肤,室温不宜过高。不信你试试,孩子穿的越多,身上的疹子就越痒,凉些湿疹就会好许多,衣服要穿得宽松些,以全棉织品为好。

(五)吃(吮)手指、咬指甲癖

3~4 个月的小儿只要够得着,就会将自己的手指(尤其是大拇指)放在嘴里吮吸,开始是一种无意识的行为,再大些,这种行为就是有意识的了。在心理需要得不到满足,发生精神紧张、恐惧焦虑时,便吮吸手指以求精神自慰,久之形成习惯,直至年长时也不能戒除,我们称之为"吮手指癖"。在日常生活中观察一下,我们周围就有不少这样的"惯宝宝",其表现是牙齿排列不齐,门牙向外面翘形成"龅牙",不好看,严重的影响咀嚼,常常吮吸的手指变形,严重的出现心理自卑。

还有些大点的孩子喜欢咬指甲,虽然不会有牙齿变形等不良影响,但是不卫生、不雅,纠正起来比吮手指容易。明白了道理,在孩子刚有这样的欲望还没有形成"癖"时,不厌其烦地将孩子放在嘴里的手指拿掉,很容易就戒掉了。

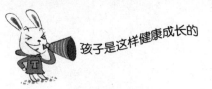

现在的一些安慰性奶嘴，可以代替手指来满足孩子的需求。这种器具让孩子不停地处于咀嚼状态，唾液腺持续分泌，久之会影响食欲，甚至产生"奶嘴龋"，即虫牙。龋齿恶化会发展成牙髓炎、根尖周炎，而后出现疼痛，孩子哭闹不安，甚至会引起恒牙胚发育障碍和牙齿畸形，所以也是少用为好。

（六）眼屎多、眼睛痒怎么办

有的孩子自新生儿期眼屎就比较多，一直延续到一两岁，有时甚至眼睛发红、发痒，孩子自己就不停地去揉。要知道，我们泪腺不停地分泌着眼泪，而每一次眨眼，这些眼泪就被均匀地"刷"在眼球上，保持着眼球的清洁。眼泪完成了滋润眼睛的使命，最终是从鼻泪管流到鼻腔里，继续履行自己的职责——滋润鼻腔（一点都不浪费）。所谓"一把眼泪一把鼻涕"，哭的时候泪腺分泌多了（一把眼泪），这时通过鼻腔排出的眼泪增加，鼻腔分泌物增加，"一把鼻涕"就来了！但是小婴儿鼻泪管尚未发育完全，主要是不通畅——真正意义上的"下水道"不通，眼泪不能正常引流，滞留在眼睛导致眼睛发炎，就出现了眼屎多，甚至眼球发红。

还有，孩子的睑板（眼皮下面的软骨）发育不成熟，表现在睑板不能很好地将眼皮撑起，就像我们如果用的是一把劣质雨伞，这个伞骨很软不能将伞面很好撑起，于是向里弯曲，就形成了比较顽固的"倒睫毛"。眼睛大概是世界上最娇贵的东西之一，容不得半粒沙子。好了，现在因为"倒睫毛"这把毛刷不停地在眼睛上刷，眼球哪里容得下，就会生出许多眼屎甚至以眼球发红、发痒来抗议了。

明白了道理，下面就好办了。一方面可以按摩鼻骨（鼻梁靠近眼睛的两侧），促进鼻泪管的通畅，另一方面可以将孩子的上眼皮向上，下眼皮向下拉，自然而然，"倒睫毛"就被你拉没了。眼屎多的时候可以在清洗完毕之后，用点眼药膏，注意不要让宝宝的手去接触眼睛。这些方法有效,可以说99%的问题就被你自己解决了。

（七）哪些哭闹要当心

曾经讨论过这样的问题,孩子什么时候最可爱? 答案居然是"睡着时"! 细想想,孩子睡着了,大家省心了,该干吗干吗,爽! 可是,这种"爽"的时间毕竟有限,如果总"爽"着,又要被吓坏了。是啊,是个生命就会留下轨迹,这个世界只允许你们大人不停地说啊说,就不允许我们孩子哭啊哭吗? 想明白了,还是要研究孩子哭闹的原因,一般分成两种情况:

1.非疾病因素。这个大家都知道,孩子哭了首先考虑是不是饿了,尿布湿了,或是衣物哪里不舒服。只要是找到原因解决了,一般不会影响太大。笔者在一个寒冷的冬天里值夜班,那真是北风呼啸,大雪纷飞,有一对小夫妻抱着自己哭闹不休的孩子来了! 反复检查后,没有查出问题,再问问,这个孩子有点腹泻,父母白天听别人说,茶叶有治疗拉肚子的作用,于是给孩子喝了不少茶叶水……不说大家也知道怎么回事了。还有一对夫妻向我诉苦,说是我们的这个孩子睡眠太少,我们中午回家他不睡,晚上十一二点也不睡,弄得我们大人筋疲力尽。再问问,孩子白天是别人帮着带的,上午睡一觉、下午睡一觉,还说什么呢,觉都在白天睡没了!

最常见的是一些小婴儿,俗话说"睡倒了",这些不劳动、不操心的小东西除了吃,其余可以做的事就是哭、睡觉。好了,白天使劲地睡,晚上等于是上夜班,开始不停地哭、吃,黑夜当白天了。这时就要想办法让孩子"倒时差",让他们的睡眠和我们大人同步。很多孩子有睡眠前吃奶的习惯,睡着后1～2个小时就会在床上动个不停,甚至哭哭啼啼的。这些白天已经可以控制排尿的孩子,此时很可能是被尿憋得不行,你拉起来把个尿,孩子就会再睡上一大觉。

笔者见过两个孩子,一个二十几天、一个九个月,两人精彩的表演是

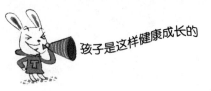

不住声地哭了两三个小时——暴哭,直到哭累了睡着。过了五六个小时也就是自己睡好了,接着再哭,哭得我们整个病区的人烦躁。无一例外的两人都是大胖小子,哭完了,大口地吃奶,然后甜甜地睡觉,当然查不到任何原因。追问过去,九个月那个胖小子妈妈满脸无奈,说这孩子就这样,哭的时候特别专注、执着,哄不住吓不倒!我们百思不得其解,只能解释——是一种能量的释放了。所以,养一个这样的孩子更累吧!

现在有了电视机,人们习惯于晚睡,于是孩子跟着大人一起玩。这样,一个是晚睡晚起,还有一个是睡着了夜里爬起来哭(其实就是兴奋性增高)。尤其是临睡前玩到高兴处孩子嘎嘎地笑个不停,你就等着晚间的"哭戏"吧。所以,在一个固定的时间让孩子上床,给孩子制造一个安静易于睡眠的环境,是很重要的。

2. 疾病的原因。其实孩子哭闹最常见的原因就是肚子疼,多发于1～3月小婴儿,可能与喂养不当有关,哭的时候双腿屈曲。还有,阵发性哭闹见于"肠套叠",等等。笔者见过一个孩子哭闹了接近两天,结果耳朵流脓了,大人才知道孩子得了化脓性中耳炎。这个孩子平时溢乳,可能是乳汁流进耳朵导致的。总之,一个异于平常情况出现哭闹的孩子,还是应该请医生看看。

二、高度关注孩子智力及性格形成的关键期(1～3岁)

1岁以后身长、体重的发育相对减慢,而智力发育加快、活动能力增加,又促进了语言、思维的发育。1～3岁时能分辨事物,产生感情,性格开始形成。

（一）影响智力发育的因素

谁都想有个聪明的孩子，这里说一说孩子是否聪明，遗传因素占61%，环境因素占39%。与父母的相关系数，父亲占46%，母亲占58%（母亲很重要的）。这里千万不可把孩子的学习成绩作为评判智力的唯一标准，重要的是发现孩子各方面的潜能，激发孩子的兴趣，后天进行开发，才能有真正的智能。还有，儿童智力与父母智力的相关性呈中性回归，向100靠拢。也就是说，父母智商是70、80，孩子的智商可以是100左右；而父母的智商是110或更高，孩子的智商还是100左右。所以"青出于蓝而胜于蓝"的事不是没有，也不是"龙生龙，凤生凤，老鼠生的孩子只能打地洞"，老天爷公平着呢！

孩子的智力3岁时完成60%，6岁时完成80%，抓住智力发育的黄金期，让孩子一生受益。兴趣与生俱来，但也可以后天培养。这个时候最好先观察并培养孩子的兴趣，让他们做自己喜欢做的事，可以收到事半功倍的效果。能够创造机会，让孩子早早运用自己掌握的知识来解决一些实际问题，倒是提高孩子智商的好办法。

有关智力的解释，词典上是这样说的，"智力是人认识事物，运用知识、经验解决问题的能力"。所以，把早期的智力开发单纯理解为会背多少唐诗，会写多少个字……其实是个误区。智力说到底是解决问题的能力！譬如说，你教会孩子认识几个字了，那么就让孩子把这几个字组成句子，再大些，组成短文，循序渐进地做下去，你也许就是在培养第二个莫言啊！

（二）道德品质的早期教育

强调孩子道德品质的教育，是因为无论是否能"成才"，首先要让孩子能"成人"！《三字经》里说"人之初，性本善"，孩子是一张白纸，可以画出最美的图画，而最美的图画必须建立在良好的道德品质基础上。可

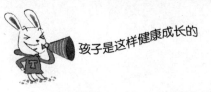

以这样说吧,优良的道德品质就像一个健康的体魄,同样可以让孩子受益无穷。

孩子是懵懂无知的,我们可以通过说故事的形式,给孩子灌输做人的道理。建议给孩子讲的第一个故事就是"孔融让梨",用赞许的口气告诉孩子学会谦让。是啊,后退一步海阔天高!至于让的尺度有多少,不少先贤认为是三尺,这就让孩子自己从以后的生活中去总结吧。让孩子知道谦让,以后真的可以省去许多烦心的事,许多刑事犯罪,少的就是这两个字呵!

还有,这个故事告诉孩子知道感恩,让他(她)不停地重复要把"大梨子"给家里的长辈吃,这个道理就刻在了孩子的心里。可以这样说,一个不知道感恩的人,就是一个没有责任心的人,一个自私的人,无论他(她)的智商有多高,你这个孩子对于你来说都是白养了!

另外,有点耐心,坚持让他(她)们自己的事情自己做。一方面锻炼了孩子动手能力,还可以让孩子在做事的过程中学会观察,培养孩子的责任心。我们常见到一些报道,就是一些经济能力差的家庭,父母忙于生计,造就了无数的留守儿童。这些物质上并不是十分清贫的孩子(中国人的习惯,好东西都是先给孩子),成长过程中缺乏父母的爱,容易出现各种不良习惯,譬如说网瘾,甚至是犯罪。所以拿出时间来跟孩子谈谈心,要让孩子明白,自己做的每一件事都是要为之付出代价的!

(三)第一心理反抗期(别把任性当个性)

一个2岁多本来一直很乖的孩子,忽然有一天不听话了,凡事他都有自己的主意,而且一定要按照自己的意愿去办,变得非常任性,这表明孩子进入心理发展的第一"反抗期"。一般认为,第一心理反抗期是从3岁开始的,实际上,从1岁半左右到2岁时就开始产生并发展了。如要自己吃饭,遇到不满意不顺心的事就大哭大闹,劝阻和强制都不起作用,直至他人妥协，自己满意为止。

说到这里就想起了近日笔者坐诊时的一件事：一个三四岁的孩子看病时，先是大哭大闹不愿接受诊治，当笔者和家长好不容易把孩子哄着坐到椅子上时，这个孩子向笔者（医生）脸上吐了一口痰。笔者对抱着孙子的爷爷说："这是我从医三十年来，第一个向我吐痰的人！"孩子的爷爷说："我家家风比较自由，这孩子有个性，长大懂事就不会这样了！"这种将任性当个性的认为较为普遍，其实真的如这位爷爷说的这样吗？

从心理学的角度分析，人的性格确实有多血质、胆汁质、抑郁质和黏液质等先天类型。受遗传的影响，有的孩子天生气质就属于较兴奋的类型，情绪表现较强烈，属于那种所谓"有个性"的。而任性是对个人的需要、愿望或要求毫不克制，诸如"想吃什么就吃什么，想干什么就干什么"，是消极有害的。其最大的影响是将来走向社会，无法跟别人相处，很难融入社会，甚至导致犯罪。所以，切不可将任性当个性。

究其原因，家庭对孩子的溺爱、放任、迁就，教育方法简单粗暴，造成孩子的逆反心理，不管你说的对不对，他都不愿接受，从而埋下了任性的种子。因此，家庭对这种现象进行适度引导非常重要。过度干涉会造成孩子成长为一个性格懦弱、无所作为的人；另一种便是具有强烈的反抗心理，最终发展成反社会行为的人。譬如说，特别是一些男孩，对于手中的新玩具至多保持几分钟的兴趣，接下来就一定要拆开来看看了。这种探索的欲望要加以保护，如果有可能，家长在较充分掌握玩具性能时，可以辅导孩子拆开再装上。不经意间，你就是在造就世界上最伟大的发明家！

对于任性的孩子可以采用综合引导方法。有这样一件事：一大家子在外面吃饭，孩子一个不高兴，"放赖"钻到桌子底下去了。这时大人有的去哄、有的说打，乱成一锅粥。看到闹得差不多了（先是冷淡），有人开了一句玩笑："哈，没想到你是个'地下工作者'嘛！"（后是幽他一默，采用

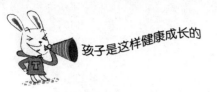

疏导法)大家一起笑。那个小家伙在桌子底下待了一段时间(还想保持点尊严),最终自己爬出来了。这个孩子以后再也不会用这种"放赖"的形式来宣泄自己的不满了。

所谓"种瓜得瓜,种豆得豆",这个时候就是播种的时节。孩子是诺贝尔奖获得者,是父母的骄傲;是个健康(包括心理、生理健康)的人,也是父母的骄傲!

(四)头上恼人的"小疱疱"

医生在门诊时经常可以碰到家长忧心忡忡,带着自己的孩子来看病,说孩子的耳后、脖子上、下颌处,有一两个或两三个绿豆、黄豆大小能够活动的"疱疱"!不必惊慌,这就是我们前面提到的人体"哨兵"——淋巴结。

引起淋巴结肿大的原因有以下三种:

1. 慢性的局部炎症如扁桃体炎、牙周炎、中耳炎等。

2. 结核性炎症。这种炎症除了有"疱疱",同时还伴有低热、盗汗、消瘦等。

3. 全身感染如"川崎病",肿瘤如白血病、淋巴瘤等。后者可在全身其他部位摸到"疱疱"。

发现淋巴结一般是一两个或两三个,不超过黄豆大,摸上去可以在手指下滑动,基本问题不大。反之,出现超过蚕豆大的,而且像葡萄一样是成串的,摸上去不滑动的"疱疱",就要找医生了。

(五)不可小觑的厌食

关于儿时的进食,留在我们印象中的,是过年时放在碗柜里那一小碗肉的香味,那真是刻骨铭心!而我们的孩子吃东西时,稍微多吃点就会说,妈妈,这是我今天帮你吃的(他的恩赐)!有句老话叫作"人多抢食,猪多抢糠",后面一句虽是不雅,倒是一句大实话。现在不存在抢食的问题,厌食倒成了不少家庭头疼的事！这种厌食不仅发生在体格发育偏瘦的孩子,其实很多长得很不错的孩子,也存在这种情况。厌食这种完全根据个人意愿而出现的问题,发生的年龄一般在孩子七八个月时,可持续到6岁左右。其实这个年龄接近第一心理反抗期,完全可以把这种个人意愿看成是心理反抗的一个表现,加以引导非常必要。厌食除了可能影响孩子体格发育,还会导致性格行为的偏移,最终表现为任性、懒惰、逆反、以"自我"为中心。

想想,最近引起全社会关注的马加爵、药家鑫事件,还有一著名大学研究生投毒案等等相类似的案件。这些高智商、外观发育十分健全的孩子究竟是怎么了？他们杀人理由无一例外的是"生活琐事",难道生活琐事就要取人性命吗？还有比比皆是的"啃老族",这些让人揪心的孩子,其实追根寻源,我们看到儿时的自私、任性,凡事以自我为中心,这些不和谐的种子很可能就播种在厌食的过程中,不可避免最终就结出了这样的毒果。还想说说,一个家境比较富裕从国外留学归来的孩子,近五年的时间结了五次婚。在第六次婚姻来临时,向父母讨要结婚费用,妈妈拿出了以上五次婚姻的账单共一百万,他居然"失手"杀了自己的母亲！这样的任性、这样的以自我为中心,甚至拿婚姻当儿戏,已经到了不可理喻的地步。

其实凭现在的生活条件,养一个孩子对于大多数家庭已经不是问题,但是要给这个孩子一个好的前程,就不那么容易了。不该发生的事已经发生,留给我们是痛彻心扉的遗憾。如果在孩子生长发育过程中,处处对这些不和谐的因素加以排解、引导,或许就可以避免了呢？

厌食最常见的原因有：

1. 孩子处在生长发育相对"慢"的阶段,食欲自然会受到影响。

2. 孩子生病的时候,譬如说有发热、拉肚子,这时你就不要强迫孩子

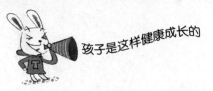

进食了,吃多了反而不好。

3.最常见的精神因素是强迫进食,加之孩子本身处于心理反抗期,又处在生长发育慢的阶段,那就弄不好了。

4.可能是锌缺乏,补锌就会好转,后面我们还要说。

我们把常见厌食的现象及其应对归为六大类:

1.胃口差:这样的孩子对食物没有兴趣并且很少有饥饿的表现,对游戏或与对人的交流却很感兴趣。经常只吃几口后就拒绝进食,到了用餐的时间,就想离开饭桌。应对的措施是:增加孩子的活动量,注意食物色、香、味、形搭配,促进食欲;两餐之间不吃零食;用餐的时间不超过30分钟。正餐和少量点心之间隔开2个小时,而这期间只提供水。这些措施最让家长不能接受的是:如果30分钟吃不饱呢?那就饿着!我们不就是要增加孩子的饥饿感吗?

2.对某种食物特别偏好:这样的孩子只吃几种很有限的自己喜欢的食物,很不愿意尝试新的食物。我们碰到一个孩子发热吃了面条,从此之后一日三餐只吃面条,而且是一吃就吃了一年多。这样长期进食半流质食物,很可能以后换牙都成问题,更不要说这种任性行为对孩子的性格形成会有多大的负面影响。应对措施是:不要完全剥夺孩子偏爱的食物,但是一定要适当减量;从孩子能接受的食物开始,由少至多加入不喜欢的食物,但是不要强迫;家长自己树立良好的榜样,不挑食、偏食;孩子开始进食其他种类的食物,立即予以表扬。

3.不良进食习惯:这样的孩子吃饭时只顾看电视、玩玩具或讲故事,而非进食;每次进餐几乎都要大人追着喂;吃得慢,每次吃饭都超过半个小时;饭菜经常含在嘴里不下咽。应对措施是:避免进食时分散注意力,吃饭就是吃饭,最好不要玩玩具、看书或是看电视;鼓励孩子自己进食,不要求孩子吃得多么干净,允许孩子进食时造成与年龄相符的狼藉;规定进食的时间,家长自己树立榜样,进食时不做其他的事;营造一个快乐的进食氛围,不良进食习惯只要有所改善,立即予以表扬。

4.家长过度关心:这样的孩子往往是家长认为体格发育偏瘦,于是忧心忡忡,总是认为孩子吃得不够多。仔细观察一下,这时孩子有饥饿感,对食物也有兴趣,但是因为家长对进食有过高的期望,所以孩子经常不能吃完家长提供的饭菜。应对措施是:定期测量孩子的身高与体重,和医生沟通,自己也可以对着我们上述孩子体重、身高发育的公式进行计算,对孩子的生长发育做到心中有数。这就是我们前面说过的,只要孩子各方面都是正常的,就要允许生长发育过程中存在的个体差异,不要与其他孩子攀比。

5.害怕进食:强烈拒绝吃任何新的食物,当看到家人准备餐具和食物时表现得非常害怕。应对措施:不要强迫进食,减少孩子对进食的恐惧;允许孩子对新的食物有 10～15 次的尝试;观察孩子对餐具的喜好,用孩子喜欢的餐具代替目前使用的;不要在孩子进食时指责或批评他;再就是增加活动量,使孩子产生饥饿感。

6.潜在疾病状态:胃口一直不好,还会有频繁的呕吐、腹泻、消瘦,此时医生怀疑或是已经确诊孩子患有某种疾病。应对措施是:针对病因治疗疾病;如果病治好了,针对喂养困难,进行上述的饮食行为干预。

我们所看到的上述几种情况,若几种现象同时存在,我们就要采取综合的方法。还有,老是当着孩子的面,跟别人说孩子不吃饭的事,这其实是心理暗示,你说得越多孩子越是不吃,他们接受了你的心理暗示。另外,孩子食欲不佳时用儿童全营养配方奶粉,譬如雅培的金装小安素,可以让孩子在有限的食欲里,得到生长所需全面而均衡的营养。小安素中营养成分的特点呈金字塔形,最底层的是两种糖,可以让不同的消化酶充分发挥吸收功能,适用于生长发育偏瘦,还适用于因乳糖不耐受而出现拉

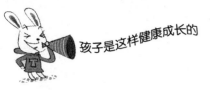

肚子的孩子。

三、培养注意力及良好的习惯，是孩子"聪明"的关键（3～7岁）

3～7岁是学龄前期，这时孩子生长发育处于稳步增长阶段，智能发育更加迅速，对各种事物可以形成比较牢固的概念。但是没有上学以前，孩子处在一个完全放任自流的状态，所以学龄前期要做的事，就是做好一切准备，为孩子上学接受文化教育打下基础。

（一）注意力的培养

静下心把注意力集中起来做一件事，是非常重要的成才基本素质之一。好动是孩子的天性，但是进入小学，就要求孩子在一堂课40分钟的时间里，至少有30分钟能够静下来。因此上学之前，也就是5岁左右甚至更早些，就要有意识地进行注意力的培养。这时家长可以根据孩子的喜好，譬如说做手工、画画等，让孩子安安静静坐下来，把精力集中起来做一件事。这个训练的时间开始是5～10分钟，可以逐渐增加，向40分钟靠拢。

（二）良好习惯的培养

这里真的不是说大道理，良好的习惯可以让孩子一辈子受益。换言之，家长所提供的一切只是"成才"的外因，而"成才"的决定性因素是孩子自己良好的品质。因为良好的品质构成情商，是成人之后和外界沟通的重要桥梁，而良好的习惯又是良好品质的基础。（1）做人的习惯：培养孩子诚信、礼貌、乐观、坚强、宽容、有责任心。说到这里，我们不得不再次提及让整个社会震惊的马加爵、药家鑫，还有前不久发生在某大学的投毒事件。恕我们直言，能够在孩子成长的过程中培养良好的做人习惯，应该是防范这些犯罪的有效措施,真的不可小视。(2)做事的习惯:让孩子做事要有个计划,懂得珍惜时间,懂得自我管理、自我反省。(3)学习的习惯:专注、耐心、勤奋、自我激励。(4)交往的习惯:善于倾听,尊重别人,有合作精神。培养孩子有幽默感(其实是一种自我解压的能力),知道感恩(强调感恩)。在山摇地动的汶川大地震中,那个几岁的娃娃举起右手,向来解救他的解放军行了一个礼,让多少人为之动容!说到这里又想啰唆一句,《宰相刘罗锅》里一个经典的画面,洗澡时脱了衣服,皇帝和刘罗锅的身体结构完全一样,所以从人格的层面上说,大家是平等的,充分尊重别人才能很好地融入这个社会,才能得到别人的尊重。

说到勤奋,大家都会有这种体会,可以给自己找一百个"懒"的理由,但是你喜欢你周围"懒"的人吗?譬如说"懒同学",可以无视别人的感受,将共同居住的宿舍里弄得一地垃圾而不去清扫;"懒同事",本该自己做的事不做,推给你做;"懒老婆(懒丈夫)",可以容忍家里乱得底朝天,或是两人都不做饭,在外面胡乱吃点快餐、方便面,到了这个地步还有什么爱情可言?其实,真正的爱情,就是他(她)为你做的一顿热饭、一个收拾齐整的"窝",在你疲惫不堪时递上的一杯热水!而这一切都建立在勤劳的基础上,只有勤劳的人眼睛里"有事、有活",才能"看"到这些,才会去"做",成功是"做"出来的!

换言之,一切事业上有成就的人首先必须是勤劳的人!有了勤劳才会有勤奋,才会有成就!勤奋的人可以发现问题、解决问题,最终成为社会上优秀的成功人士。

至此,手头一篇题为《大道至简》的文章引起我的注意。故事的内容是家门口的一棵柿子树,在夏秋季节枝繁叶茂时,很容易就被大风吹断了。而在寒冬,华叶落尽果实卸下,再次面对风霜雨雪时却坦然处之,安然无恙。这就是"大道至简"的境界。的确,真正长寿健康的人,事业有

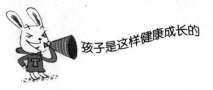

建树的人,给人类生活留下精神财富的人,无不生活简朴、思想单纯专一。

一句老话:从来富贵多淑女,自古纨绔少伟男,于是就有了如今被众多家长认同的教育理念"穷养儿子富养女"。是说:因为男孩子长大成了男人,担当的社会、家庭责任会更多,所以对于男孩子我们在生活上应该粗养,培养他们吃苦耐劳的精神,让他们知道发奋!

值得一读的是《作家文摘报》转载李大伟《男儿粗养》的文章。大意是:对于物质生活富足而产生的过度优雅,是一种腐蚀剂,它软化了竞争力,让雄性激素衍变为雌性激素。所以和平年代需要体育,体育可以替代战争来锤炼男人的勇敢、隐忍、毅力,培育合作精神、领袖胸襟。具体的做法可以是:男孩在5~6岁后,给他买溜冰鞋、护膝(腕),任他摔倒而不施援手,由他自己学会平衡和把握方向。再大些就可以让他参加孩子的球类活动,让他知道"两人以上就有规则",天下凡事规则第一。在运球的时候,学会与他人合作,融入集体,分享集体的快乐!

世界船王董浩云的教育方法值得借鉴:他的儿子董建华上学时是乘坐公交车往返的;到了儿子应该自食其力时,他让儿子进了美国的通用汽车公司做一名普通的职员,脚踏实地从基层做起。

说到这里就想提提鸟中之王老鹰育子的方式:它们在幼鹰羽翼丰满的时候,会把自己的孩子推下山崖。幼鹰(不管是雄性还是雌性)要么在万丈山崖中摔得粉身碎骨,要么展翅高飞去为自己的生存奋斗!老鹰不知道素质教育,但是它们知道,摔死和饿死是同样的结果,那就逼着自己的孩子勇敢地飞起来,不做"啃老族",去迎接生存的挑战。应该说,这是一种非常明智而且更深层次的爱!

对于女孩的富养,其实是精神层面的丰富。幼时尽可能地培养孩子多方面的兴趣和爱好,譬如说:弹琴画画、各种球类以及对文字的爱好等等。培养她高贵优雅的气质,开阔她的眼界,学会忍耐和宽容,让她拥有高品位。而高品位应该是：根植于内心的修养，无须提醒的自觉，以约束为前提的自由，为别人着想的善良！高品位是建立在大量阅读和交有思想的朋友的基础之上。

阅读习惯从孩子记忆力最好的童年培养，可以从背诵《三字经》开始，还有唐诗宋词，甚至可以背诵《成语字典》；到了识字的年龄，可以让孩子先读我们自己的神话故事《西游记》；男孩子能够阅读长篇巨著时，建议读《水浒》，其中"义气"二字男人必备，这是领袖人格的重要内涵（李大伟语）。稍大些的孩子尽可能远离毒品样的泡沫偶像剧，这种泡沫偶像剧会诱导不谙世事的孩子（尤其是女孩）走火入魔，偏离正常的人生轨迹而误入歧途，做出亲者痛的事！

我们也欣喜地看到有这样的新闻出现：父亲带着自己孩子徒步几百公里步行回家。毋庸置疑这就是在向孩子传递正能量，榜样的力量是无穷的！不是有很多父母在抱怨，现在的孩子依赖性强，怕吃苦，自私自利，没有责任感吗？但作为父母的我们是否也应该反思一下，我们自己给孩子是一种怎样的形象？事实上孩子并不是怕吃苦，而是我们这些成年人自己怕吃苦，更怕孩子吃苦。我们的过度保护，唯恐孩子受到伤害而只让他（她）生活在我们的翅膀下，不正是导致孩子依赖性强、自私自利、没有责任感最直接的原因吗？

看着有些孩子埋在一大堆的零食、一大堆的饮料、一大堆的华衫中，不禁有着深深的忧虑——八旗子弟的故事真的离我们不远哪！（注：努尔哈赤攻占北京建立了清王朝，为了保持其所谓纯正的血统，给那些皇亲贵族发放钱财，让他们即使不劳动，也过着体面的生活。但是随着清政府的瓦解，这些养尊处优的旗人及其子弟都陷入了极度的潦倒贫困中。）我们为孩子们呼唤"勤俭节约、奋发向上"的生活态度，全社会都应该为我们的后代呼唤这种精神！

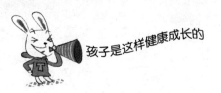

现实生活中我们看到，一些家长平日工作很忙，到了周末就用购物的方式，来补偿对孩子的爱。可以说对于孩子要的，基本可以做到一样不缺，以至于孩子都说不出自己再需要什么。

这其实是用爱的名义剥夺了孩子珍惜的权利。而一个不懂珍惜的人，一定会受到生活的惩罚。当孩子渐渐长大，总有一些问题是做长辈的不能解决的，譬如恋爱、工作中的种种烦恼，而人生中这些问题处理不当，就会酿成大祸，甚至走向犯罪。所以，我们教会孩子的应该是如何去担当，如何珍惜。这才是父母深层次的爱！

（三）期望值应该建立在孩子实际智商水平上

毋庸置疑，孩子的智商各有差异。譬如说，有的孩子记忆力超强，但是逻辑推理方面就差一些；有的孩子记忆力一般，但是逻辑推理能力很强；还有的孩子各方面的能力都很强，也有的孩子各方面的能力都不强，这就是个体差异。所以对孩子的期望值应该建立在实际智商水平上，而不是强迫孩子做超出自己智商的事。

我们常听到家长当着孩子的面，说他们如何聪明。这种心理暗示，给了孩子一个无形的压力，他们对自己就会有一个不切实际的期望值，养成了眼高手低的习惯。当孩子对自己的期望值不能在应试教育中得到体现，反而会挫伤孩子面对各种压力的积极性。而眼高手低的习惯到了成年之后，很可能会出现一句老话说的"文不能测字，武不能捞狗屎"的尴尬局面。

其实，随着社会的进步，"七十二行，行行出状元"不再是奇迹。我们已经看到高考的人数在逐年减少，这就是社会进步的结果！

（四）做孩子的榜样

有一句老话叫"看到老的，就看到小的；看到小的，就看到老的了"。就是说家庭给孩子的影响是潜在而巨大的，家长是孩子的第一任教师。

所以,我们强调要正面教育。有些不满、牢骚不要当着孩子面说,幼小的心灵无法辨别是是非非,周围环境里负面的东西太多了,孩子就会觉得这个社会一无是处,最终会走向反人类、反社会的极端,也往往是犯罪的根源。

相反地,把一些积极向上,豁达乐观的生活态度灌输给孩子,可以培养孩子自小就有一种逆境中奋起的精神,让他(她)的一生受益无穷。比尔·盖茨有句名言,大意是生活本身就存在着许多不公,要适应这种不公,后面加上我们的一句人生感悟,在不公中奋起,那是真英雄。

还有,适当的时候要向孩子说"不"!"小偷针,大偷金",这种原则的问题家长必须把关。

(五)虫斑、磨牙

大概从两三岁开始至 10 岁左右,家长可以发现,孩子脸上黄巴巴的,经常不明原因地出现白色斑块,不疼不痒。热心的人们会毫不犹豫地告诉家长:"这是'虫斑',你孩子肚里有蛔虫,要打虫啦。"于是,遵众人之命买药"打虫"!可以告诉你,肯定无效。

这种"虫斑"的学名称之为"白色糠疹",是儿童期面部出现的一种色素减退斑,大小不等边界清楚,仔细看看表面还会有少量糠状鳞屑。

"白色糠疹"的病因不明,可能与皮肤浅部的真菌感染,或是对阳光过敏有关。一句话,不要紧!但还有家长紧追,说是"难看"。哈!"难(南)看?那就朝北看吧"!因为我们医生也没有很好的办法让这个"虫斑"退去。"虫斑"完全可以自行消退,您着个什么急呢?但如果出现痒感,可用硫黄软膏及副作用小的皮质类固醇激素霜剂外涂。预防白色糠疹主要是避免强烈的日光照射,避免碱性的肥皂过度清洗,也可以在洗脸后搽点维生素 E 霜。

总之,小儿"虫斑"及"夜间磨牙"都不能作为是否有蛔虫的依据。再

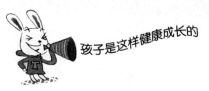

多一句,"磨牙"也是病因不明,夜间"磨牙",将孩子翻个身就不磨了;如果是白天磨牙,可以给孩子一个市售的"磨牙棒"之类的东西啃啃,或是打打岔,转移孩子的注意力,尽量让孩子不要出现这样的情况。因为"磨牙"会损伤牙齿、牙床,影响牙齿、牙床的发育。

笔者见过一个一岁多点的女孩,估计已经可以听懂大人的话了(女孩尤其敏感),家长说她磨牙,她就当着你面拼命地咬紧牙关使劲地"磨","磨"得牙齿真是"格格"作响。这是一种心理暗示,这种大人不经意间的心理暗示比比皆是!

(六) 常见肚子疼的原因(肠痉挛、肠系膜淋巴结炎)

大概从三四岁开始,家长会经常听到孩子说自己肚子疼。一般自己蹲一会儿,或是抱起来揉揉肚子,就不痛了。于是家长不当回事,但是孩子老是说,就由不得你不管了。而且有时痛得很厉害,小脸煞白的,还可能有一点点呕吐,但是这种肚子疼总是一阵子就过去了。这就是"肠痉挛",是一种良性腹痛,通俗的解释是肠子抽筋。

肠道平滑肌有时候也会玩玩抽筋的把戏,它发生的抽筋,我们称之为"肠痉挛"。这是因为儿童神经系统尚处于发育过程中,对肠管的调节不稳定,遇到食物过敏、寒冷、饥饿或进食太快、太慢等诱发因素,肠蠕动过强便会发生肠痉挛。就是肚子一阵阵的痛,一般不用药物也会自然停息。这种腹痛发生时,大人帮着揉揉,或者放个屁,肚子就不痛了。

对于确诊肠痉挛者,我们可以帮着孩子轻轻地揉揉,或是用个热水袋焐焐肚子,吃点"654-2"等。易发生肠痉挛的孩子,平时注意少吃冷饮及不易消化的食品,吃饭的时候要坐下来像个吃饭的样子,不要边吃边玩。最好吃点热饭,因为胃肠道不喜欢凉的东西。总之,肠痉挛是一种良性腹痛,随着时间推移,孩子的消化系统发育日趋成熟,腹痛是可以自愈的。

但是对于腹痛持续存在、伴有严重呕吐、肚子不让你揉的孩子,就要送医院了。一般要做腹部 B 超检查,真可能有意外的发现。笔者见过一个三四岁的孩子,也是一阵阵腹痛,到了医院一般检查未发现问题,不放心做了腹部 B 超,结果发现巨大胆管囊肿。这是一种可怕的疾病,如果误诊,一旦囊肿破裂,会导致立即死亡。

还有不少反复发生腹痛的孩子到医院检查,结果发现肠系膜上淋巴结肿大。这种情况如果没有发热、消瘦等,可以看作是正常的。但是淋巴结直径大于 2 厘米,或是同时有低热及消瘦等情况,就要做相关结核感染方面的检查了。

(七)防意外

童真世界纯洁而美好,孩子们对这个世界充满了好奇,自身防护能力却很弱。经常从电视上可以看到,孩子把自己的小手伸进绞肉机,或是掉进某个涵洞。因此,抽点时间对家里及周边环境中可能发生意外的地方做个调查,做到心中有数,比动辄让人家消防队员来劳民伤财地去救,效果好得多。

(八)鼻出血

医学上称之为"鼻衄",一般发生在夏天和冬天。有的孩子经常在夜间流鼻血,不少家长为此而担忧。常见原因有:1. 外伤:孩子天性好动,跌倒撞伤引起鼻部出血;也有些孩子喜欢挖鼻孔。2. 不慎把各种大人想象不到的东西塞入鼻孔。3. 发热也是鼻出血的常见原因。4. 鼻腔炎症。5. 血液病因为血液凝血障碍而导致鼻出血。鉴别的方法很简单,一是查查最简单的血常规和凝血四项,二是请专业的五官科医生看看鼻子,就可以诊断清楚了。发生鼻出血时最好让孩子坐下来,尽量保持安静,将出血的鼻孔塞上消毒的棉花球,或用拇指和食指捏住双侧鼻翼;也可以用食指压迫患侧鼻翼 5～10 分钟,进行压迫止血。如果出血量较大,有面色苍白、出虚汗、心率快、精神差等应采用半卧位,同时尽快送到医院进行治疗。

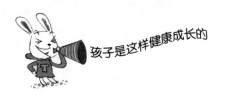

四、智力发育迅猛期（7~12岁）

也就是孩子上小学的整个阶段。此时除生殖系统外,各系统器官外形均已接近成人,自身免疫力基本建立。曾见过一自小体弱多病的孩子,找一算命先生算了一下,说是八岁后身体就会好起来,于是家长给了算命先生不少钱! 其实这个命我们也会算的,孩子到了这个年龄段,自身抵抗力开始强大,传染及感染性疾病就会减少,这是大自然的规律。孩子的大脑皮层进一步发育,已经具备较强的分析能力,进入智力发育迅飞期。但是这一阶段的孩子一旦生病,就会生成人的病了,譬如说急性肾炎、风湿热,等等。

这个时候还要注意预防近视眼,端正坐立行走的姿势。现在我们发现有些孩子牙齿也不换了,追问过去竟然是食物精细,连该掉的牙齿都不掉了(此时正是换牙期)。人的一生应该是两副牙齿,你却让一副牙齿来担当一生的咀嚼任务,未免太不公平了吧! 因此,应该给处于换牙阶段的孩子一个较充分咀嚼的机会,让第二副牙齿顺利地长出来。要知道,"吃"也是人生的一大趣事。

五、第二个生长发育高峰及心理反抗期（10~20岁）

这就是大名鼎鼎的青春发育期,也是人类体格发育的第二个高峰期。此时生殖系统开始发育并迅速趋于成熟,出现了第二性征(第一性征是人与生俱来的外生殖器)。第二性征在女孩子是嗓音尖细、皮肤细腻,乳房发育出现女人特有的曲线美;男孩子出现"飘飘的小胡子"、喉结、嗓音变得沙哑,等等。这也是人生的"第二心理反抗期",其特点就是处处跟你"对着干",是家长乃至整个社会都要加倍操心的时期。

由于生理发育迅速成熟,孩子们认为自己已经长大成人,但是知识、经验、能力方面并未成熟,心理能力明显滞后。他们在心理上欲摆脱对父母的依赖,要以独立人格出现,渴望得到接纳和尊重,事实上又不能一下子做到,这就造成了心理反抗。这时的青少年犯罪就是突出的例子,最大的特点就是做事不计后果,居然发生了嫌父母管教太多,用毒药毒杀父母及长辈这种大逆不道的事。

其实做父母是门学问!这时父母一定不要把自己摆在孩子的对立面,要放低自己的身架,和孩子建立一个平视的角度。抽出更多的时间陪陪孩子,多听听他(她)们的想法,以一个朋友的姿态出现。用朋友的口气跟孩子说:你这件事可以这样做,或是你今天穿这样的衣服不错,我觉得你还可以怎样去做。孩子很容易就"上钩"了,你就趁机走进孩子的心里!

想想啊,一个健全的成年人都愿意听到表扬,何况孩子呢?总是看别人不顺眼,成天挂着脸去教育别人的人,本身就是一个有心理障碍的人,一个让别人讨厌的人,没有人喜欢总是被别人教育着的!

而强调自己忙,忽视对孩子的教育,造成性格行为偏移,给家庭造成负面影响,更是用任何手段都无法挽回的。如网络成瘾、少年犯罪、好逸恶劳,让无数人扼腕叹息!鉴于此,我们大人不能一味强调自身的感受,挤出点时间给我们的孩子吧,这比什么物质上的帮助都重要!

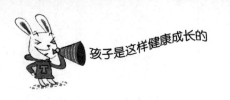

营养及喂养

孩子生长发育离不开"吃",这就是我们所说的喂养,通过喂养来给予孩子营养。于是听到最多的询问是:医生你说说,最有营养的是什么东西? 有什么食疗秘方最补人吗? 答:真正的食补秘方是针对孩子的症状,添加有治疗作用的天然植物类食物,事半功倍。人类在生长发育、维持生命过程中必须消耗能量,能量来自于食物中的宏量营养素(糖、蛋白质、脂肪)、微量营养素(矿物质、维生素)和其他(膳食纤维、水),这就是我们所说的营养。

一、缺一不可的宏量营养素

(一)糖(碳水化合物)

提供能量首要的是糖。糖在提供能量的过程中,最大的优势是不产生杂质,因此是最优良的燃料。

6个月以内,孩子糖的来源以乳汁中的乳糖为主,再大些就是日常食物中的米饭、面食等淀粉类。4个月以后添加辅食,首先应该是添加纯米粉(淀粉类食物),顺其自然地让它成为提供能量的主力军。

另外,在添加淀粉类食物的过程中,根据孩子的症状,譬如说孩子有便秘及食欲不好,选择含有金银花或陈皮等对孩子消化有帮助的米粉,是真正意义上的食疗。

（二）脂肪

脂肪是身体的第二供能营养素,作用可以分为四点:

1. 提供能量。

2. 保温:相信大家都会有这种感受,天热的时候瘦人身上皮肤很热（脂肪少,保温层薄弱散热容易）,却不觉得热;而炎热的夏天里胖子皮肤是凉的（保温层饱满）,自己却感到很热（散热有点困难）。

3. 保护内脏:身体的重要脏器譬如说肾脏,外面就有一个脂肪囊（猪肾脏外面包的是我们常说的"板油"）,在受到外力撞击时,这些脂肪就发挥缓冲的作用啦!

4. 促进脂溶性维生素的吸收:大家熟知促进钙吸收的维生素 D,促进凝血的维生素 K 等,都是脂溶性维生素。

（三）蛋白质

我们身体的血液,参与新陈代谢的酶、抗体、激素、肌肉组织等,其本质都是蛋白质,也可以说,我们人体就是由蛋白质构成的。处于生长发育期的孩子,蛋白质的需求更是大于成人。食物中以奶、蛋类、瘦肉等为动物性蛋白,其中的营养成分90%被吸收;而植物性蛋白含在黄豆里,只有80%被吸收。所以,在用植物性蛋白喂养孩子时,其蛋白量的供给应稍高些。

二、眼花缭乱的微量元素

（一）常量元素

占人体重量的4% ~5%,有钠、钙、磷、钾等。汗水、泪水、鼻涕等,凡

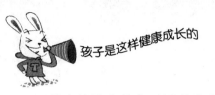

是身体流出的东西用嘴尝尝,都是咸的,那就是钠盐。拉肚子脱水了,医生说要补充电解质,就是这些常量元素。

(二)微量元素

这副面孔最熟悉了,有铁(含在肝、血、肉类等食物里)、碘(海产品)、锌(鱼、肉蛋、谷类及麦胚等)等。它们构成机体的成分并为调节生理功能所必需。

三、四两拨千斤的维生素

(一)水溶性维生素

最具代表性的维生素 B 族,还有维生素 C 等,参与身体的新陈代谢,叶酸、维生素 B12 参与造血。水溶性维生素含在各种新鲜瓜果及蔬菜里,叶酸和维生素 B12 含在肉、鱼类等动物性食物里。

(二)脂溶性维生素

脂溶性维生素 D 促进钙吸收,维生素 K 参与凝血,维生素 A 维持上皮完整和暗适应。相信会有这样的体会:突然走进暗室时,一开始什么也看不清,但是几分钟后你就能分辨室内的各种物体,这就是维生素 A 在起作用了。过度节食的人最容易缺乏此类维生素,其表现就是毛孔粗大,毛囊角化,面色晦暗,甚至夜盲。

所以矛盾就来了,一句话叫作"又白又胖",胖的人各种营养丰富,脸上的皮肤细腻、白嫩、红润、充满光泽,用什么样的形容词都不过分,自然不用化妆品也是美妙无比。但是胖的人"三围"不好,这里鼓那里冒的,穿衣服不好看。而另一句话就是"又黑又瘦",瘦的人在穿衣镜前美滋滋的,但是面色较暗,弄不好还疙疙瘩瘩的,常要依赖化妆品。能不能在两者之间找个平衡点呢,最完美的境界应该是"又瘦又白",这个重大课题商业前景广阔,只有拜托营养专家、健美老师和美容师联手了!

四、促进排便、改善代谢的膳食纤维

（一）膳食纤维

主要来自于新鲜蔬菜、水果、薯类(俗称"山芋")等,它的功能是增加大便体积,促进肠蠕动。秋冬季节经常碰到一些家长排两个多小时队来看门诊,就是孩子的便便好多天才来一次,排便时候那个痛苦,哭啊哭!追问之下,家长说孩子不吃蔬菜、水果,最爱肯德基。当然可以用"肥皂头""开塞露"临时解决,但最主要的就是要补充膳食纤维。

（二）水

古典名著《红楼梦》里贾宝玉有一句话,说女人是水做的,其实我们人都是水做的,而男女身体的含水量无重大区别,只不过是年纪越小水分越多。新生儿全身水含量占体重的78%左右,成人占60%左右。可以这样说,体内所有生理活动都是在水里进行的,没有水就没有生命。

综上所述,没有一种物质可以代表所有的营养,最好的食疗是培养良好的饮食习惯,不挑嘴,营养是吃出来的。

五、不得不说的喂养方式

（一）母乳喂养（孕期的准备及喂奶技巧）

现在的"准妈妈"大都经过各种产前训练班的培训,对母乳的优点可谓耳熟能详,简言之,易消化吸收,能够促进脑及内脏发育;有利于钙的吸收;促进母子感情。试想,孩子刚出生时,母亲身边多了一个哇啦哇啦吵死人的东西,何来感情?就是在一次次换尿布、喂奶的时候,满足了那个

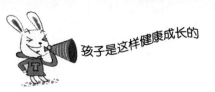

小东西的要求,他(她)会朝你笑,或是咿咿呀呀地"说"个不停,亲情啊、感情啊就来了!母乳富有免疫球蛋白,还具有杀菌的作用。早些时候的一部文艺作品《红嫂》,还有1998年抗洪救灾时的一段佳话,说的都是用母乳治疗伤口的故事。就是利用了乳汁中的免疫球蛋白。所以,母乳喂养前把乳头洗干净,孩子一般较少发生细菌感染性腹泻。

但是母乳喂养是个技术活,有不少技巧是需要掌握的:

1. 孕期母乳喂养的准备:在怀孕37周后,每次洗脸用热毛巾擦乳头,每边擦5分钟;如果有乳头内陷的,适当将乳头向外牵拉。喂奶时不要穿有钢托的胸罩。

2. 孩子出生后,妈妈最好和孩子在一起,抚摸或看孩子,听孩子的哭声,有促进乳汁分泌及射乳的作用。

3. 手指C字形托起乳房,食指支撑着乳房的基底部,两个手指(食指、大拇指)轻压乳房,使孩子容易含住奶头。如果妈妈的乳房大而且下垂,用手托起乳房可以帮助乳汁流出;如果是小而高的乳房,就不需要总托住乳房了。

4. 正确的含接乳头姿势:妈妈用C字形的方法托起乳房,用乳头刺激孩子嘴巴周围的皮肤,让孩子出现觅食动作。当孩子的嘴巴张到足够大时,把乳头及大部分乳晕塞进孩子嘴里,使其含住。此时孩子的下唇向外翻,舌头呈勺状绕住乳晕,面颊鼓起,口腔上方有较多乳晕,吞咽时听到咕嘟、咕嘟下咽乳汁的声音,说明孩子吃上奶了。

5. 母乳喂养的体位:喂奶时体位要舒适,采取坐位时两肩要放松,座椅要有靠背。孩子的头与身体处在一个直线上,孩子的脸对着乳房、鼻子对着乳头,妈妈抱着孩子紧贴自己。

(1)环抱式:适应于双胎、孩子含接有困难、妈妈有乳腺管阻塞时。

妈妈可以用枕头托住孩子的身体,让孩子的头枕在妈妈手上。

（2）交叉式:适应于非常小的孩子,或是患病、伤残儿。让孩子的头枕在妈妈的手上,此时母亲就要用另一个胳膊肘弯前的手臂托住孩子的身体。

（3）侧卧式:适应于剖宫产术后、正常分娩后的第一天。妈妈要侧卧位,头放在枕头的边缘;孩子也要侧卧位,头不要枕在妈妈的手臂上。

6.孩子是否吃饱了,从以下几点来判断:

（1）自生后第10天体重开始增加。

（2）有糊状或是泥膏状大便,有小便。

（3）吃过奶后能安静入睡1~2小时。

温馨提示:喂母乳前最好先清洗乳头,吃奶时一个乳头吸空再换另外一侧,这样可以促进乳汁分泌,防止"乳腺炎"。如果是早产、极低体重儿,或是孩子生病吃不动奶时,可以把乳汁挤出来用小勺子去喂,或是考虑用配方奶粉来喂养了。

妈妈们在喂奶期间自己吃点什么比较好呢?有关各类营养物质前面已经说过,您斟酌着,只要不挑嘴,什么样的东西都来点,就可以了,这就是真正的食疗。还有,喂奶期间饮食清淡,多喝点汤汤水水,就会有一个充足的乳量。更重要的是,喂奶期间将自己心态调整到最放松,也不必刻板地按照规定时间去喂奶,造成人为的紧张。能睡得着、吃得下,就会有一个充足的乳量。不要小看这个乳汁分泌,娇气着呢!不信试试,睡眠不足,小小地赌个气,或是担心这、担心那,成天处在焦虑中,乳量都会大大地减少。

（二）混合喂养

同时采用母乳及配方奶粉或兽乳喂养婴儿。

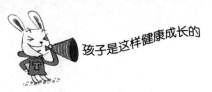

（三）人工喂养

常常采用的是：

1.鲜牛奶，但成分不适合小婴儿。

2.羊奶，因缺乏叶酸易发生贫血，也不易长期哺用。

3.配方奶粉，是以人乳为模版、牛奶为基础改造的奶制品，强化了婴儿生长发育期所需的各种营养素，在母乳不足或是不适宜母乳喂养时，作为母乳以外首选的婴儿食品。

如果吃了配方奶粉出现便秘等消化道不适时，加用含有益生菌的奶粉伴侣，可以有效地减轻便秘的症状。

1.如何选择配方奶粉？

（1）好的配方奶粉应该是奶源安全，适合孩子的消化能力，添加了一些重要的营养素。目前，孩子的有机奶粉受到了普遍关注。其实，有机食品（奶粉）又叫作生态或生物食品，是目前国标上对无污染天然食品比较统一的提法。而有机奶粉就是源于自然、富含营养、高品质的环保型安全食品，要求原料基地在最近三年内未使用过农药、化肥、除草剂、植物生长调节素等违禁物质，其种苗来源于自然界，未经基因工程技术改造过。当然，有机奶粉必须通过独立的国家权威有机食品认证机构认证，有完善的质量控制和跟踪审查体系，并有完整的生产和销售记录档案。

（2）乳清蛋白和酪蛋白的比例接近6:4，易于消化和吸收。

（3）钙磷比例为大约2:1，有利于钙的吸收。

（4）添加了低聚半乳糖（GOS），它是一种功能性低聚糖。孩子体内益生菌菌群的建立很大程度上依赖 GOS 的成分，可以帮助小婴儿增强肠道的消化能力和抵抗力。

（5）DHA 是不饱和脂肪酸，是孩子脑部和视网膜发育不可缺少的营养素。

（6）ARA又叫花生四烯酸,也是一种多元不饱和脂肪酸,是孩子体格发育必需的营养素。婴幼儿期孩子体内合成ARA的能力较低,对于正处于体格发育黄金期的孩子来说,在食物中提供一定的ARA,会更有利于其体格的发育。

（7）核苷酸是母乳当中的重要营养成分,是孩子成长发育必不可少的营养元素,包含尿苷酸（UMP）、胞苷酸（CMP）、腺苷酸（AMP）、鸟苷酸（GMP）、肌苷酸（IMP）等五种核苷酸,为提高婴儿的免疫调节功能和记忆力发挥着作用。

（8）硒的缺乏可导致孩子生长激素分泌减少,出现痴呆、智力低下、骨骼发育不良等状况。摄取足量硒能使生长激素正常分泌,并促进智力发育。

（9）有强化铁的配方,可以减少孩子生长发育过程中的贫血。

2. 如何选择米粉?

好的米粉应该是易冲调,细腻成润滑的糊状,不易干结,这样可以保护孩子娇嫩的肠胃。米粉最好不添加蔗糖、食盐、人工色素和防腐剂,让孩子养成清淡饮食的习惯,避免以后的肥胖、糖尿病等。更重要的是,我们可以根据孩子的情况,选用适合孩子消化能力的配方米粉。

（1）金胚芽米粉。

保留胚芽部分的米叫作胚芽米,是米中的"黄金"。大米80%以上的营养藏在胚芽中,胚芽富含人体需要的淀粉、膳食纤维、多种维生素和生物活性物质。添加麦芽粉、山楂粉的金胚芽,有健胃和帮助消化的功能。添加了核桃粉的金胚芽,有非常好的健脑益智作用。

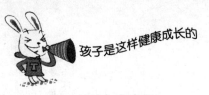

（2）小米米粉。

没胃口、食欲差的时候,吃小米粥就相当于吃开胃菜。所以小米是养胃极品。孩子胃口不好时,可以考虑选用小米米粉。

（3）钙铁锌米粉。

孩子出牙晚、枕秃、囟门晚闭、爱出汗等是缺钙表现;长期贫血的孩子会面色苍白,个子矮小,抵抗力差易生病;严重缺锌的孩子会有舌炎(花舌头)、腹泻、脱发、易感染等症状。可以选用含钙铁锌的米粉。

（4）黑米红枣米粉。

黑米有"黑珍珠"和"世界米中之王"的美誉。黑米红枣可以明目、润燥止咳、通便,有利于防治贫血、眼疾等。

（5）淮山药米粉。

孩子有腹泻、遗(夜)尿症、消化不良等症,可以选用淮山药米粉。

（6）五谷杂粮米粉。

五谷杂粮米粉富含膳食纤维和多维营养,增强孩子肠道消化功能,非常符合孩子对维生素及有机物质的合理适量摄取。杂粮让孩子不会便秘。

（7）含有菊花、金银花、山楂的清火米粉。

在炎热的夏季,或是当孩子食用奶粉产生上火燥热、便秘、腹胀,可以选用含有金银花、菊花、山楂等天然植物的米粉,也可以选用绿豆米粉。

营养性疾病

一、影响骨骼、牙齿发育的"缺钙病"

这个病正确的称呼是"维生素 D 缺乏性佝偻病"，是"维生素 D"缺乏，导致钙磷代谢紊乱出现的疾病，也是家长问得最多的一种疾病。通常孩子的各种不适，大家首先想到的就是"缺钙"。譬如说我孩子七八岁了，汗多，是否缺钙；我孩子经常肚子疼，是否缺钙；还有呢，我孩子脚臭，是否缺钙？这个钙再缺乏，也不可能是万病的根源吧？!

（一）钙的来源

其实非常简单，孩子除了可以从母体带出一点，生后维生素 D 的补充 90% 来自于阳光。阳光当中的紫外线照射在人体皮肤上，就可以产生"内源性 D3"，就这么简单。当然，这种 D3 还必须经过肝脏、肾脏的加工激活，才能发挥促进钙吸收的作用。

把复杂的事情搞简单了，那叫"水平"。完全可以这样理解，孩子的生长发育需要阳光！所以，无论什么事情都是有着两面性的，譬如说现在的暖冬，可以使冰川融化，海平面上升，人类赖以生存的环境受到破坏，等

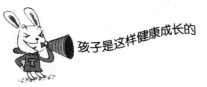

等。但是冬季里能有个充足的阳光,可以预防佝偻病,不是很好吗?记得有几年冬天,笔者帮着本地福利院去给寄养在农村的孩子体检,结果一查一个颅骨软化,就是佝偻病活动期的孩子。告诉农民"要晒太阳哦"!他们哈哈一笑:"我们农村多的就是太阳!"后来想想,不对,冬天的孩子深居室内,哪里能接触到阳光!

有的家长告诉我们,为了怕风吹着孩子,我们隔着玻璃窗晒!这个主意不好,玻璃窗和大气污染的烟雾都可以挡住阳光中的紫外线。还有家长提问,我们给孩子晒太阳,是晒屁股还是晒脸呢?如果有可能,屁股和脸一起晒吧!暴露皮肤的面积越大,日照时间越长,维生素 D 的生成越充足。但是夏天的紫外线要伤人的,最好是在早晨 9 点前,或是下午四五点后抱出来晒晒。简言之,维生素 D 主要含在阳光里!

还有,中国的老百姓讲究食疗,哪些食物中含维生素 D 呢?母乳、鱼和肉中含有少量的维生素 D,谷物、蔬菜、水果中几乎没有。当然,随着现代科学技术的发展,孩子们倒是可以从各种强化食物中获得维生素 D。

（二）病因

1.婴儿各方面生理状态与母亲的关系最大。如果是冬天里怀孕,母亲本身的营养不良,母亲有肝肾疾病,都会使维生素 D 不能激活。

2.孩子是早产,在妈妈肚子里待的时间短,得到的维生素 D 少;双胎、多胎,母亲体内的维生素 D 被分成了两份甚至多份,都可以使婴儿体内维生素 D 的储量不足。

3.孩子生长发育的速度很快,需要的维生素 D 多,尤其是早产、双胎等,本身从母体内获得维生素 D 就不足,极易缺乏。

4.新鲜牛奶中的钙磷比例不利于钙吸收。

5.维生素 D 是一种溶解于脂肪的物质,慢性腹泻可以影响维生素 D 吸收;还有肝胆疾病,除了影响吸收,还会导致维生素 D 不能顺利激活。

长期服用某些药物,如抗癫痫的苯妥英钠、苯巴比妥和强的松一类的药,也可以使体内维生素 D 含量减少。

(三)发病机理

上述各种原因导致维生素 D 缺乏,钙的吸收减少,体内分泌的"升钙素"随之增多。这个"升钙素"凭空是不能把血钙升上去的,它的本领是把骨头里的钙搬到血液里来,就使血钙维持在一个正常水平,孩子不会因为血钙降低而发生抽搐。但是,骨钙被搬走的太多,就会有骨的发育障碍甚至发生骨折,这就是严重佝偻病发生骨骼畸形甚至骨折的原理。

还有,我们体内钙和磷处在平衡状态中,钙和磷的"乘积"是恒定的,一般维持在 40。升钙素把血钙升上去了,血磷就会减少,"乘积"随之下降,一种不能正常骨化的东西——骨样组织(稀泥软蛋),堆积在长骨头的地方,就会使得这些地方肿胀形成佝偻病"方颅、串珠、手镯、脚镯",骨皮质被这种稀泥软蛋的"骨样组织"代替,就会发生骨质疏松甚至骨折。

(四)缺钙的表现

由于维生素 D 主要参与钙磷代谢,所以对骨骼、牙齿的发育影响最明显(确定与肚子疼、脚臭无关)。多见于 2 岁以下,尤其是 3 个月以下的孩子。严重的佝偻病会导致消化和心肺功能异常,并影响行为发育(如智力低下)和免疫功能(抵抗力不好)。缺钙因为年龄不同,表现也不同:

1. 初期(早期)。多见于 6 个月以内,尤其是 3 个月以下的小毛头。症状多为神经兴奋性的增高,譬如说哭闹,尤其是闹夜。以前常见老百姓用黄草纸写一段歌谣:"天皇皇、地皇皇,我家有个'夜哭郎',路过行人念两遍,一觉睡到大天亮!"贴在十字路口的树干、电线杆子上。这个"夜哭郎"很可能就是佝偻病早期的患者,老百姓用这种方式在给这个"夜哭郎"叫魂。还有,这个时期可能有多汗的表现,汗多了刺激头皮,头皮发痒不会说又抓不着,于是哭闹着摇头,睡在枕头上也摇,以缓解皮肉之痒,

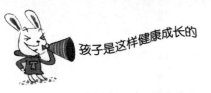

久之就把后脑勺的头发给摇没了,叫枕秃。但这些症状都不是确诊的依据,化验检查可以看到维生素 D 含量降低,升钙素增高,血钙可以是正常的,血磷降低,而骨 X 线片正常,或是钙化稍带模糊。

2.活动期(激期)。这个时候我们就能看到一些骨骼方面的变化了。骨骼是人体最大的一个器官,所以从头到脚都会有异常。为便于记忆,我们从"头"说起。

(1)头部:6 个月以内,尤其是 3 个月以后的孩子,按压后脑勺会有按压乒乓球的感觉,称作颅骨软化(乒乓颅)。七八个月出现"方头",同时头围增大。12 个月不长牙,18 个月囟门不闭合。

(2)胸部:1 岁左右的孩子可能会有鸡胸、漏斗胸,严重的鸡胸、漏斗胸会影响日后心、肺发育。肋骨串珠常见在 7～10 肋软骨交界处,呈串珠样突起。

(3)四肢:1 岁左右的孩子手腕或是脚踝处形成钝圆形环状隆起,俗称佝偻病"手镯""脚镯"。这些都是骨样组织堆积出现的体征。1 岁以后会走的孩子会有"O"或"X"型腿,以"O"型腿多见。其实我们周围一些所谓的罗圈腿,就是儿时的佝偻病患者。所以女孩子在穿超短裙时,最好在镜子里先看看自己的腿:也就是足跟并拢站直,如果两膝关节之间的距离大于 3 厘米,最好避开超短裙。因为超短裙就是要将自己修长的双腿暴露在众人目光之中,但是这种"O"型腿恰恰是您的缺点,露出来不好看,最好用长裙、长裤遮起来。还有,穿袒胸露背的衣物时,最好也看看。窃以为这种衣物适合较丰满的人穿,露出白皙浑圆的肩部,曲线优美的颈部、胸部才美。但是太瘦的人皮肤光泽度差,还有,瘦骨嶙峋的锁骨、肩胛骨很大,甚至有鸡胸,近距离看感官就更差一些,所以在这里说一声,时髦的并不是最美的!

(4)其他:严重的佝偻病还会造成骨盆扁平,脊柱畸形,智力低于正常的孩子。譬如说，表情淡漠，对什么都提不起兴趣，语言发育迟缓，记忆及理解能力下降。再就是易发生骨折。

这时做个血化验，就可以看到血钙稍低（身体分泌的升钙素把骨骼里的钙搬出来，使其维持在正常范围的低值），血磷明显下降（升钙素管不着磷），钙磷乘积更低。X线片显示长骨钙化带消失，骨皮质变薄等。

3. 恢复期。经日光照射或治疗后，症状和体征会减轻或消失。血液里钙、磷以及与之相关的酶（碱性磷酸酶）依次恢复正常，骨的X线片上可见钙化预备带重新出现。

4. 后遗症期。2岁以上孩子可能会残留不同程度骨骼畸形，最常见的是鸡胸、漏斗胸、"O"型腿等，而化验检查及骨片都是正常的。如果超过3岁还有上述佝偻病的体征，那就不是我们说的这种佝偻病了。

（五）治疗

其原则是以口服为主，一般剂量为每日口服维生素D 2000～4000IU（单位）。这种剂量服用一个月后改预防量400IU（单位）。当然，对于重症佝偻病和无法口服维生素D的孩子建议肌注，一次的剂量是20万～30万IU（单位），3个月后改预防量。

还有，药店卖的各种维生素D制剂很多，大都是按照预防剂量（400IU单位）设计的，大家看准说明书就可以掌握了。家长追问最多的是哪种制剂最好，我们认为，有国家相关部门准予出售的标志都可以接受。

维生素D治疗期间一般不加服钙剂，但是奶量不足或营养欠佳时可同时补充钙剂（每日元素钙200毫克）。再说一遍，后遗症期出现的骨骼畸形（常见鸡胸、漏斗胸、"O"型腿等），进行维生素D及钙剂治疗基本无效。现在胸外科医生可以借助一个小小的微创手术，即在胸腔镜的引导下将一个特殊的支架植入胸腔内，以矫正畸形的胸骨，两年后还是微创手

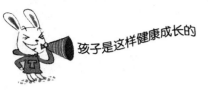

术取出支架。手术的最佳年龄是 3～12 岁,费用在两万多元。这样可以有效地保护心肺发育,让孩子即使到了 80 岁,也可以站起来就走路,坐下去就讲话!

(六) 预防

维生素 D 缺乏性佝偻病是一种自限性疾病,孩子一旦能获得充足的阳光和每日 400IU(单位)的维生素 D,就可以有效地预防甚至治疗。其实这一知识目前已经是一种常识,所以强调预防。

对于新生儿的弱势群体——早产、低体重、双胎,一般生后十四天开始,每天补充维生素 D 800IU(单位),3 个月后改每天服 400IU(单位),直至 2 岁。健康的足月儿生后十四天每天口服维生素 D 400IU,至 2 岁。作为预防一般可不加服钙剂。

也就是说,本病的预防是一项较长期的持久战,维生素 D 总疗程在 23.5 个月。有点烦吧? 笔者是专业人员,都没有耐心做这件事,何况是药三分毒,还要担心维生素 D 中毒。那么在阳光充足的时候,充分利用这种自然资源,就省去了许多烦心的事。

问题是,孩子每天晒多长时间的太阳比较好呢? 有研究表明,母乳喂养的孩子每周户外活动 2 小时,仅暴露面部和手,就可以使维生素 D 浓度维持在正常范围的低值。这种方法简单廉价,最主要是安全,不用担心维生素 D 的中毒。所以,年轻的父母每天可以问问自己,今天我给宝宝晒了多少太阳!

还教你一招,在选用配方奶粉时除了看出厂日期,再看看其是否含维生素 D 制剂及其含量(即多少克奶粉里含有 400IU 维生素 D),而且钙磷比例是否为 2:1(易于钙吸收)。如果有了这些招数,就不必天天抱着药瓶子了(当然在冬天、梅雨季节还是要记住补充的)!

营养性疾病

二、冬天里最常见的无热抽筋：低钙抽搐

这个病叫作"维生素 D 缺乏性手足搐搦症"。也是因为维生素 D 缺乏，但是身体参与"钙磷代谢调节"的器官不能分泌出充足的"升钙素"，骨头里的钙搬不出来，血液里的钙继续降低，就出现了抽搐。

（一）低钙抽搐特点

1. 抽搐往往发生在冬春季节太阳光不足时，以 6 个月以下的小婴儿较多见。轻者表现为眼珠上翻、凝视，貌似"发愣"；严重的面色发灰，四肢抽动，发作时呼之不应，意识不清。可能持续数秒或数分钟，意识恢复，随即萎靡而入睡，醒后活泼如常。一般不发热。一日发作数次，或数日发作一次不等。

2. 较大的婴幼儿，手足突然痉挛呈弓状，出现老百姓常说的"鸡爪风"，脚踝部伸直的"芭蕾舞"足，我们称之为"手足搐搦"。

3. 小婴儿可能突然发生高音调像公鸡样的鸣叫，伴有呼吸困难，我们称之为"喉痉挛"。

（二）治疗

1. 急救处理。严重的病例是喉痉挛和抽搐，发生抽搐时，有条件的应立即吸氧，或是指掐人中（鼻子下面的鼻唇沟大约 1/2 处），喉痉挛时将舌拉出口外，进行口对口呼吸，并送医院急救处理。

2. 待急症情况控制后，用上述治疗剂量的维生素 D、钙剂。

三、传说中的"大头娃娃"病：蛋白质缺乏

大家都知道阜阳劣质奶粉事件中的"大头娃娃"，很形象地凸显了这

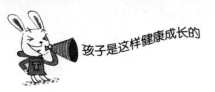

种低蛋白血症出现的头面部水肿,医学术语称之为"泥膏样面容"(可以想想雕像的头型)!这个病全名应该是"蛋白质－能量营养障碍",主要见于3岁以下的婴儿,表现为体重下降,严重时皮包着骨头和水肿。

在二十多年前,这种病常见于单纯用米汤喂养的孩子。后来随着改革开放,老百姓口袋里有钱了,这种疾病销声匿迹了很长时间,我们在给学生上课时,常常跳过这部分内容,理由就是这个病见不到了。

但是后来阜阳"大头娃娃"事件前后,我们又见到了这种熟悉的"泥膏样面容",只是没想到有如此大的规模。这时大都是农村的老人抱着孩子来就诊,追问之下,老人说是有的孩子甚至还没有满月,父母亲就出去打工了。于是再追问喂养史,回答说是用奶粉喂养的。我们就讨要其喂养奶粉的样品,当然,大都是一些名不见经传的"杂牌军"。后来不说大家也知道,这些"杂牌军"基本不含蛋白质。

(一)病因

1.前面已经说过,我们人就是由蛋白质构成的,各种参与生长发育的酶、激素,参与身体"国防力量"的免疫球蛋白,乃至身体的肌肉、组织、器官,其本质就是蛋白质。处于生长发育期的孩子,蛋白质的需要量更大,饮食里缺乏蛋白质,后果是可怕的。苦什么也不能苦孩子,笔者就曾对那个自己衣着时髦,抱着一半黄头发、一半黑头发的孩子,来做劣质奶粉鉴定的年轻爸爸发过火(做好鉴定可以拿到国家的补贴),你在孩子身上能讨要到便宜吗?还有一些饮食习惯不好的孩子,如挑食、偏食、零嘴过多,也都是蛋白质营养不良的牺牲品。笔者见过一个"重型菌痢"的孩子,肛门括约肌(就是肛门的开关)基本失灵,那孩子的脓血便不按次数来,就是顺着屁眼往下淋。追问过去,这家人做食品生意,生意忙顾不上孩子,由着他成天只喝乳酸饮料。好嘛,吃成了这样,差点丢了小命!

2.慢性、迁延性腹泻,或是唇、腭裂的孩子,会有蛋白质的吸收不良。

还有一些严重的消耗性疾病如肿瘤,蛋白质的消耗是增加的。

3.一些急、慢性传染病恢复期和生长发育"快"的阶段,蛋白质需要量是增加的。过去我们这里有一个风俗,"麻疹"的孩子忌嘴,什么都不让吃,只能吃点大麦面的糊糊;还"封眼",就是不让洗脸。可想而知这种孩子抱来基本奄奄一息,眼睛因缺乏营养,角膜软化,再加上不洗脸继发细菌感染,不少孩子因此就瞎了。我们就忙着给孩子输各种蛋白质及维生素吧!

(二)蛋白质缺乏的表现

1.体重、身长不增加,甚至出现全身性的水肿,严重的伴随智力发育落后。前面说过那个"一半黄头发、一半黑头发"的孩子,8个月只有人家4个月孩子的大小,别说体重,就是身长也不增加了。严重的营养不良,基本是皮包着骨头,皮下脂肪没了,额部出现皱纹,如"老人状"。这里又要说题外话"减肥"了。和我们一起上课的一位四十多岁老师,三月份时大家一起议论减肥的话题,她表示也想去健美学习班练练。等到再次见到她,是在半年之后,大家都吃了一惊,原本丰满、面色红润精神不错的她,竟然出现了一脸的沧桑——满脸都是皱纹,精气神比以前差多了。在众人惊讶的目光中,她连忙说,我这个减肥要停了!所以无论是什么事,都不能操之过急,都不能走极端。

2.营养不良可以并发缺铁性贫血,多种维生素及微量元素的缺乏,免疫功能低下。"黄鼠狼专咬病鸭子",这种孩子非常容易患肺结核、麻疹等感染性疾病。严重时发生的自发性低血糖,可致大脑损害产生抑制,出现惊厥昏迷以致呼吸麻痹,是突然致死的原因。

所以孩子的喂养真是一个大问题,不能有丝毫怠慢!

(三)治疗

1.出现严重的并发症要送医院治疗。

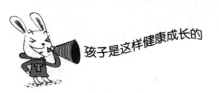

2. 找准病因并加以根除至关重要。如果是喂养不当，就要赶紧改进喂养方法。孩子胃口不太好时，可以少吃多餐，一天吃个 5~6 顿，也就是在正式 3 餐之间加个 1~2 餐，吃的花样翻翻新，基本保证各类营养素都有。现在雅培的"小安素"，可以让那些胃口有限的孩子，获得一个合理而充足的营养。

3. 调整饮食，培养良好的进食习惯，饮食量和吃的东西一定要遵循循序渐进的方式，不可操之过急。可以借助一些促进消化的药物，一些中药、中医的推拿、针灸也有一定疗效。

四、太胖也是病

说完了太瘦，再说太胖。太胖也是营养障碍，是长期能量摄入超过了消耗，体内脂肪过度堆积的一种营养障碍性疾病。其发病率目前是 5%~8%，但是有上升趋势，而且经济、政治越发达的地区，发病率越高。问题是儿童期肥胖可延续到成人，使高血压、糖尿病、高血脂、脂肪肝及胆石症等疾病提前发生，应引起家庭和社会的关注。其中不伴有明显内分泌和代谢性疾病的单纯性肥胖，占肥胖的 95%~97%。

（一）病因

1. 这样的孩子食欲极佳、多食善饥，喜甜食及油炸类食物。嗅觉特灵敏，进了房间不用提示，可以准确地找到巧克力存放的地方。还有，就是老人的袒护，说是我们苦了一辈子，现在赶上好日子，抠着孩子干啥呢？我就爱看着孩子吃！好吧，这里好不容易把孩子饮食减下来，那里他们偷偷地再加上去。

2. 胖孩子大都是宅男（女），喜欢看电视，喜欢在家待着，总之不太爱动。也有爱活动的，但是观察一下：胖孩子踢足球时做守门员，打篮球时做中锋,竖着一个大块头立在篮下(球门前),等着别人传球给他。其实就这也难为这些孩子,他们是怕别人笑话,勉强着去做的。

3.肥胖双亲的后代发生肥胖的概率为 70% ～ 80% ,双亲之一肥胖者后代发生肥胖的概率为 40% ～ 50% ,而双亲正常的后代,肥胖发生率仅 10% ～ 15% 。

4.其他如进食过快、精神创伤借助进食发泄等。

(二)太胖的危害

肥胖在孩子婴儿期就可以出现,笔者见过一个 1 岁多的女婴,体重将近 15 公斤(正常在 11 公斤左右)。这种孩子食欲旺盛,看起来真是可爱,不挑食、好养,随便给点什么吃的,都很"配合"地完成任务,吃个碗底朝天,恨不得再上去舔舔,就是不怎么爱动。

但是严重的肥胖,问题就来了。前面说过,胖的孩子因皮下脂肪较厚,散热困难,身体用于产热的能量减少(不需要了嘛),可以出现低体温;会有疲劳感,稍微活动就上气不接下气的,有时连蹲下去系鞋带都困难。当然再进展下去心脏、关节负担太重,严重的会出现心力衰竭及关节发育畸形。还有,肥胖的孩子性发育较早,最终身高略低于正常孩子。女孩子可能有月经不调和不孕,男孩子可能有轻度性功能低下及阳痿。在别人异样的眼光中,产生心理自卑、胆怯、孤独。

(三)化验

1.血脂类升高,但是高密度脂蛋白减少(这是保护心血管好的脂蛋白),易发生动脉硬化、高血压、冠心病、胆结石等。

2.蛋白质代谢异常使血液中的尿酸增多,易发生痛风。

3.还可能会有内分泌方面的变化、生长激素水平减低等。

(四)治疗

这是个比较麻烦的话题,谁也不想那样胖胖的!而肥胖的两个原因

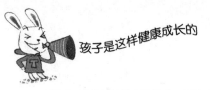

是脂肪细胞数量增多及体积增大。如果是发生在出生前3个月、生后第一年和11～13岁这三个阶段的肥胖，肥胖的两个原因占全，治疗较困难而且易复发。而不在此三期发生的肥胖，仅脂肪细胞体积增大而数量正常，治疗较容易奏效。其实大家都知道，饮食、运动疗法是最主要的手段，药物或外科手术治疗不适宜生长发育期的孩子。

1. 饮食疗法。鉴于孩子处于生长发育期，其饮食原则是低糖（米饭等主食一类的要定量）、低脂肪（红烧肉、肯德基一类的要少）和高蛋白饮食（乳类、鱼类）。食物的体积会缓解孩子的饥饿感，鼓励孩子多吃青菜、黄瓜、萝卜、西红柿、苹果等食物。

2. 每天至少坚持30分钟适当的运动，要循序渐进。如果运动后疲劳不堪，甚至食欲大增，心慌气短，均提示活动过度。笔者见到一个成功减肥的例子，这个原本体重270斤的人，每天运动量递增2分钟，半年后每天坚持30分钟的原地慢跑，体重减到190斤。再坚持下去，就是一个正常体重的人啦！

关键是一开始难，如果过了"开头"（大概在一个月后），就会"习惯成自然"，你不做反而觉得今天缺了点什么。所以，持之以恒地做下去就会达到目的，这其实是世界上任何事情成功的秘诀！

3. 预防。家里有个肥胖的孩子，大人都跟着辛苦。笔者出去开学术会议，这正是我们可以偷懒的大好时机。可是同房间住着一个儿科同道，带着个胖孩子，她一大早自己先起来，再千方百计地把沉睡中的胖孩子弄醒，带出去跑步。吃饭的时候，对着满桌佳肴她先是大声呵斥，阻止孩子多吃，后来索性将孩子带着离餐桌远远的，弄得我们真想为她孩子求情。

所以还不如早点预防。也就是家族有肥胖史的孕妇，在妊娠后期减少脂肪类食物，适当控制体重。现在去产科看看，大胖小子（闺女）真是不少,什么八九斤重的小儿科,十来斤甚至十一二斤的也不少见!这种巨大儿(8斤以上的孩子)分娩时,其母亲和孩子的风险,较之正常体重的孩子要大许多,真是难为我们这些妇女同志了!

这里做个宣传:"越胖不是越健康,是越麻烦!"对于体重超过同性别、同身高的孩子20%以上者,就要注意了,应定期监测孩子体重,必要时请医生帮忙,以免发生肥胖症。

五、是否缺锌我知道

缺锌是个比较时髦的病,补微量元素的广告铺天盖地,于是大家都知道有这个病。实际从病人家长提问的情况看,存在许多误区,有必要在这里说上几句。

正常人体锌的含量仅2.5克,但是它参与体内100多种酶的形成,所以很重要。锌含在动物性食物里,如鱼、瘦肉、禽蛋、猪(羊)肝等,也很容易得到。牛奶含锌量与母乳相似,但是母乳里的锌易于吸收。所以不是素食(只吃素食的孩子比较少),不是特别挑嘴、偏食,不是长期纯牛奶喂养就不会有锌缺乏。

当然,一些少见的疾病或吸收障碍,譬如说长期腹泻、反复出血、蛋白尿以及大面积烧伤等,可能发生缺锌。

(一)缺锌的表现

1. 消化功能减退,如食欲不振、异食癖等。

2. 生长发育落后、体格矮小、性发育延迟、易发生感染性疾病等。

3. 反复的口腔溃疡、地图舌(舌苔不完整,呈现斑块状,不疼不痒)、创伤愈合延迟、皮肤粗糙、脱发,少数会有夜盲及贫血,严重者可以有神经功能障碍等。

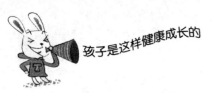

（二）化验检查

有血液及头发检查两种，以血液检查为准。

（三）治疗

找出病因，治疗原发性疾病。补充锌可以从饮食及药物两个方面进行。

锌硒康片其成分有蛋白锌、蛋白硒及铁。优点是口感好，孩子愿意接受。疗程是 2~3 个月。可很好地改善厌食挑食、反复口腔溃疡及呼吸道感染等缺锌的症状。

六、最常见的出血性疾病：维生素 K 缺乏

维生素 K 主要参与凝血因子的合成，如果缺乏，就可能发生出血。最严重的并发症是颅内出血，可以发生脑的后遗症。近年来，分娩时正规医院的产科给每一个孩子注射维生素 K1，此病的发病率已明显减少。

（一）病因

1. 母亲体内的维生素 K 很少能进入孩子体内，因此孕期从母体里获得维生素 K 很少。

2. 一般状况下，肠道里的细菌可以合成维生素 K，但是新生儿肠道无菌，不能合成，所以小婴儿极易发生维生素 K 缺乏。一些长期使用抗生素的孩子，肠道细菌被抑制后，也可以引起维生素 K 缺乏。

3. 乳类食物中维生素 K 甚少，母乳中维生素 K 的含量更低，仅有牛奶的 1/4，所以维生素 K 缺乏往往发生在母乳喂养的孩子身上。以前（产科没有进行常规注射时）一旦发病，出现了颅内出血的并发症，就听到家长抱怨："你们不是说母乳很好吗？缺少一样维生素也不告诉我们，都是你们害的！"

4. 有先天性肝胆疾病,譬如说黄疸消退延迟的孩子、慢性腹泻,可以影响维生素 K 吸收而发生出血。

（二）发病时的表现

根据发病时间分成三型:

1. 早发型。生后 24 小时以内发病,可能会有少量皮肤或脐的残端渗血,严重的就有消化道、多脏器出血。多数是因母亲产前使用抗癫痫药、抗结核药导致的。

2. 经典型。足月儿生后 2～5 天发病,早产儿可能在生后 2 周发病,可能有皮肤瘀斑、脐端渗血、解黑大便等。

3. 晚发型。生后 1～3 个月发病,多见于纯母乳喂养、慢性腹泻、营养不良者。除其他部位有出血,几乎均有颅内出血,死亡率高,幸存者往往遗留神经系统后遗症。

（三）治疗

出血者迅速给予维生素 K1 静脉注射,作用神奇。出血多的可以输注血浆。有贫血的就要输红细胞了。

（四）预防

母亲孕期服用抗癫痫药、抗结核药,应在临近分娩的最后三个月及分娩前,给母亲各注射一次维生素 K1。所有新生儿出生后立即肌注维生素 K1,所以在正规医院出生的孩子,这点完全有保障。还有,长期慢性腹泻、肝胆疾病者应在医生指导下补充维生素 K1。

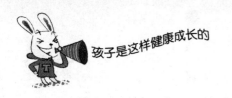

可防可治的遗传性疾病

遗传物质包括细胞中的染色体及其基因（DNA），染色体是细胞遗传的载体。我们人类的细胞染色体总共有 23 对（46 条），其中 22 对男女都有的是"常染色体"，1 对"性染色体"决定着我们的性别。这些染色体排错了队，或是缺胳膊少腿，就要生病。

一、小眼睛、塌鼻子：需警惕先天愚型

"先天愚型"又称"唐氏综合征"，更确切的说法是"21 – 三体综合征"。就是本来应该成双成对排列的染色体，在第 21 对染色体上多了一小点，或是染色体不按常规出牌，排错了队。

（一）病因

1. 据文献披露，孕妇大于 30 岁者，此病的发生率为 1/1000；大于 35 岁者为 1/300；35 ~ 39 岁者为 1/50；大于 40 岁者为 1/20。故应避免在 40 岁以后生育，凡年龄 35 岁以上的妇女应注意节育。

2. 还有说不清、道不明的放射线、病毒、化学及遗传因素都能诱发染色体畸变。笔者遇到一家境富裕的先天愚型患者，追问病史，其母亲抱

怨,都是你们医生惹的祸!再问,母亲在妊娠早期有流产症状,医生叫保胎,结果就保出一先天愚型。这里想要说明的是,某些先天发育异常的胚胎有自然淘汰的现象,即流产。所以告诫大家有早期流产迹象的是否需要保胎,最好让医生做个相关方面的检查再决定。

（二）症状

1. 文字描述比较抽象,大家可能见过一个特殊的音乐指挥家——舟舟。其实无论哪一个人种,只要是这个病,都会有着相同的面容:(1)眼睛小,眼外角上斜(俗称"吊眼"),塌鼻梁,舌头常常伸在嘴巴外面,流口水。这种孩子99%以上是双侧"通贯手",有时小拇指只有一条指褶纹。(2)智力落后,随年龄增长而日益明显。(3)生长发育迟缓,身材矮小,出牙迟且出牙顺序异常,四肢短,因骨的韧带松弛,关节可过度弯曲。(4)这样的孩子往往有先天性心脏病,消化道畸形,先天性甲状腺功能减低,白血病的发病率明显高于正常人群。男孩一般无生殖能力,少数女孩可以生育。

当然,有爱就会有奇迹。当舟舟指挥交响乐团出现在电视屏幕上时,真是让我们感到震撼!这个大名胡一舟的孩子,智力仅相当于几岁儿童的水平,但在周围环境的熏陶下,他在音乐天地里获得了自己的一席之地。也许真像人们所说:音乐是上帝的语言,舟舟可以用心灵与之沟通。

（三）诊断说明

诊断非常简单,稍微有点经验的医生看到这种特殊面容,再看看手,诊断正确率可达99%。我们要说的是,世界上任何事情都不可抱侥幸心理,如果有这样的情况一定要面对现实。笔者碰到一先天愚型的孩子,特殊面容让所有医生在第一时间就确定了这个病。但是孩子爸爸非常不高兴,说我孩子长得像他妈,就是这个样子的!当面跟我们对抗说说气话也就罢了,问题是过了1年多,我在门诊又碰到这个爸爸,手里抱着另一个

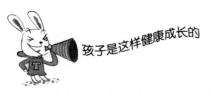
小婴儿。打开包来,就见他第二次抱来的孩子嘴唇及手指乌紫,是先天性心脏病。这就是不愿面对现实,抱着侥幸心理回去又生了第二胎。家长的心情可以理解,但是这种较劲的方式实在不可取!

(四) 产前诊断

的确,对先天愚型儿的出生,医生无力回天,不仅给家庭带来巨大痛苦和不幸,也给社会带来一定压力,更不利于全社会人口素质的提高。因此,重要的是加强预防,提高产前诊断的准确率,重视预防性优生措施,一旦明确诊断,即可终止妊娠,产前要考虑的不利因素和可以开展的诊断项目有:

1. 母亲年龄的因素:所谓"高龄产妇"是指年龄在 35 岁以上第一次怀孕的产妇。因为怀孕的时候年龄偏大,卵子分裂过程中容易发生染色体的异常。

2. 家里已经有个先天愚型的孩子,或亲代中有此症患儿,如果想要孩子,就应进行染色体检查。若已受孕,更要及时进行产前检查,必要时终止妊娠。

3. 幸运的是,现在无创伤检查,也就是近代超声(B 超)诊断技术与设备的不断改进,已取代了具有损伤性的诊断方法。其标准是在孕 13 ~ 14 周(也就是怀孕 3 ~ 3.5 月)时,用 B 超观察胎儿颈部皮肤下透亮区的厚度,以 3mm 为标准,大于 3mm 者为可疑。若此项技术结合有关生化指标综合判断,意义更大。

4. 细胞学方法。如前所述,染色体检查是诊断本症最常用和最可靠的方法。已有报道,从母亲血中提取到少量胎儿细胞的 DNA 用于产前诊断。还可以通过羊水穿刺、绒毛活检,借助分子细胞生物学技术,对胎儿染色体核型进行分析,做出明确诊断,在孕 8 ~ 14 周(即怀孕 2 ~ 3.5 月)时即可进行。

（五）预防

早期妊娠应避免滥用化学药品,尤其是磺胺类药物以及X线腹部照射。预防传染性肝炎等病毒感染及自身免疫性疾病（如慢性甲状腺炎）的发生。

二、三滴血决定一生的健康：苯丙酮尿症

这是三滴血赢得孩子一生健康的事,即在出生72小时以后,在宝宝的足跟采三滴血做筛查,可以查出这种先天遗传的"苯丙酮尿症"。目前筛查是自愿的,还没有免费,于是家长不理解并加以拒绝。当然抱着侥幸心理不检查的99.99%都会没事,但是总会有那么极少数的孩子出现问题。问题是这些生下来看上去白白胖胖的孩子,随着一天天长大,头发越来越黄,最重要的是发生了不可逆转的"痴呆",这就是苯丙酮尿症。这是常染色体隐形遗传性疾病,问题就出在男女共有的那22对染色体上。在美国,苯丙酮尿症的发病率是1/14000,我国是1/16500。

（一）病因

苯丙氨酸是人体必需的氨基酸之一,是合成甲状腺素、黑色素等蛋白质的原料。由于先天性肝脏酶的丢失或缺陷,苯丙氨酸不能转变为甲状腺素、黑色素等,就会引起大脑损伤、头发变黄和痴呆。

（二）症状

孩子在出生后头几个月表现都是正常的。如果不加治疗,3~6个月时,他们就开始对周围的事情提不起兴趣,即冷漠、多动或嗜睡,甚至发生抽搐。到1岁时,智力发育明显迟缓,可能会有癫痫小发作。那些未经治疗、中枢神经已经受损的孩子,身体外观看上去发育尚好,但是头发和黑眼珠的颜色常比其他孩子要浅,由黑变黄。个性孤僻,常常易怒、焦躁不

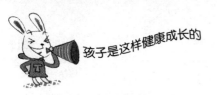

安并具有破坏性。这些孩子的小便和汗,是一种特殊的鼠尿臭味。不接受治疗的孩子,常在幼儿期死亡。

（三）遗传倾向

苯丙酮尿症有着一定规律的遗传倾向,即人体的每一个细胞都有两个基因,一个带着妈妈基因,一个带着爸爸基因。苯丙酮尿症最常见的情况是:父母双方都是没有任何症状的"携带者","携带者"同时带着一好、一坏(发病的基因)两个基因。

那么,父母双方这两个基因最终的组合出现了三种情况:

1. 孩子有 25% 的可能同时获得两个坏基因,那就发病(苯丙酮尿症)。

2. 有 50% 的可能获得一好、一坏两个基因,成为新的"携带者",即自己没有症状,但会影响自己的下一代。

3. 还有 25% 的可能同时获得两个好基因,成为一个正常的人。

需要说明的是,以上这种概率发生在父母都是"携带者"的每一次怀孕中。换言之,"携带者"夫妻每生下一个孩子,25% 的可能是患者(苯丙酮尿症),50% 的可能是"携带者",还有 25% 的可能是正常的人。

（四）诊断

本病的治疗力求早期诊断,以避免神经系统不可逆的损伤。绝大多数国家都已经开展了苯丙酮尿症筛查,我国也参与其中。

1. 新生儿期筛查。对喂奶 3 天后的新生儿采足跟三滴血,如果指标升高就要复查或是采静脉血检查了,血浆里的苯丙氨酸大于 $1.2\,\mathrm{mmol/L}$ 可以确诊。

2. 对于较大的婴儿或是儿童,可以进行尿的三氯化铁检查、血浆氨基酸分析或是尿的有机酸及蝶呤分析等。

（五）防治

目前通过常规的新生儿筛查,几乎所有的患病新生儿都可以被早期诊断并加以治疗,确保智力发育正常。主要采用特制的"低苯丙氨酸"奶粉,待血液里"苯丙氨酸"浓度降至理想的指标时,可以逐渐少量添加天然食品,当然最好是母乳。饮食控制至少持续到青春期后,终身治疗对患儿更有利。女孩如果打算做妈妈了,在怀孕前应重新开始饮食控制。有本病家族史的孕妇,需采用 DNA 分析或检测羊水中的蝶呤,对胎儿进行早期诊断。

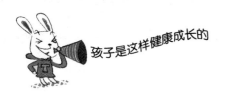

起因"坏抗体"的免疫性疾病

一、主要祸害心脏的"风湿热"

一种特殊细菌(溶血性链球菌)感染,产生了同时可以祸害心脏和关节的"坏抗体",所导致的"风湿热"出现关节损害的,我们称之为"风湿性关节炎";导致心脏损害的称之为"风湿性心脏病"。而"风湿热性关节炎"不会有后遗症,对孩子影响不大,最主要的损害是侵犯心脏。如果第一次发病就侵犯心脏或是多次复发,最终会形成祸害终身的慢性风湿性心瓣膜病。

（一）病因

1. 链球菌感染的扁桃体炎:一般会有发热,血象增高。

2. 猩红热:可能有发热,身上可见如粟粒样大小的红疹,同时有扁桃体炎、舌乳头的肿大等。

3. 这两种病在发病1周后血液里都有抗"O"升高。

（二）症状

1. 既然是"风湿热",首先就应该有发热,体温一般在 38～40 度左右,1~2周后转为低热。

2.约一半孩子出现心脏受损的症状:譬如说心跳加快,这种心跳加快在睡着时心率也会有一百多次;心脏有杂音、早搏等。

3.风湿性关节炎表现是:膝、肘、踝等大关节的红、肿、热、痛,此起彼伏呈游走性(不固定在一个关节),可延续3~4周,但是不遗留关节畸形。

4.舞蹈病。多见于一些女孩子,表现为面部及全身一些多余的动作和表情,如挤眉弄眼、伸舌歪嘴,甚至出现语言障碍、书写困难。病程在1~3个月,个别孩子在1~2年内反复发作,少数遗留性格改变、偏头痛,或是细微的动作不协调。

5.皮疹。较少见,出现在躯干部或四肢的环形或半环形淡色红斑;或是肘、膝等关节背面坚硬无痛的小疱疱。时隐时现,可自行消退,不留痕迹。

6.化验检查。抗"O"、黏蛋白升高,血沉加快,血象增高,心电图异常等。

(三)诊断说明

这个病的诊断是需要综合分析的。我们把以上症状分成:

1.五个主要指标:关节炎、心脏炎、皮下结节+环形红斑(上述的皮疹)、舞蹈病。

2.五个次要指标:发热、关节痛、血沉加快、C-反应蛋白增高、心电图中P-R间期延长。

3.链球菌感染的证据:血液里的抗"O"升高、咽拭子培养出链球菌。

我们是要在有链球菌感染的前提下(即上述的第三部分),有两个主要指标,或是一个主要指标加上两个次要指标才能做出"风湿热"的诊断。

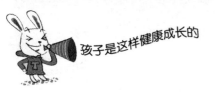

因为我们看到不少病家拿着一个仅有抗"O"升高的化验单到处看病。追问过去,在发病初期仅有发热,没有其他不适,这种情况只能诊断为"链球菌感染",而非"风湿热",血液里抗"O"滴度的升高可维持数月至数年。

(四)治疗

1.卧床休息的时间取决于是否有心脏受损,一般是2周;有心脏炎的休息4~8周;有心力衰竭的至少卧床8周以上。

2.青霉素治疗持续2周,如果过敏换用红霉素。

3.无心脏炎的使用阿司匹林,分次服用,2周后减量,疗程4~8周。有心脏炎的使用强的松,2~4周后减量,总疗程8~12周。

(五)预防及预后

风湿热的预后主要取决于心脏炎的严重程度,以及首次发作是否得到正确治疗。每月注射一次长效青霉素120万单位,至少注射5年,最好持续至25岁。有风湿性心脏病宜做终身药物预防。如对青霉素过敏,每月可口服红霉素6~7天。拔牙或行其他手术时,术前、术后用抗生素预防感染。

二、比较麻烦的幼年类风湿性关节炎

近年来,为了便于国际间风湿病组织对该病的深入研究,正式将此病命名为"幼年特发性关节炎"。因为这是个慢性病,加之无好的治疗方法,于是成了街头巷尾那些医疗广告及各种"老中医""老军医"最感兴趣的话题。

(一)病因

《健康报》上曾登载了一个故事:两个男女乞丐结合,生下个女孩,女孩 13 岁时死于严重的类风湿病。妻子不幸也是个类风湿病人,由于全身关节变形挛缩,身高从原本的 167cm 缩到 87cm,丈夫用个大篮子就可以将自己的妻子放进去,后来丈夫就拎着这个装妻子的大篮子乞讨。一日,丈夫将这个篮子放在一饭店门口,自己进去想讨点水喝。结果一毛头小伙子大概压根没想到篮子里还会有人,一脚踢过去,篮子咕噜噜滚出去老远……他们的事情后来惊动了许多风湿病专家,大家一眼就能诊断出这个病,但是基本束手无策,于是给了这个可怜的妻子一个称号——"中国的风湿王"。

费了许多口舌说这个故事,就是想说,类风湿病青睐女性,其病因与寒冷、潮湿、疲劳、营养不良以及精神因素密切相关,当然还有遗传。说不清、道不明的感染及免疫因素,也在其中扮演了重要角色。而且类风湿性关节炎可致残,我们需重视!

（二）症状

可以发生于任何年龄,但集中于 2～3 岁和 9～12 岁,形成两个发病高峰。根据表现可分成:

1. 全身型。可发生在任何年纪,但大部分起病于 5 岁以前,约占类风湿病的 20%。主要的表现就是发高烧,体温波动在 36～40 度之间,热退后玩耍如常,孩子一旦精神不好要睡觉,可恨的高烧就来了。发热可以持续数周至数月,一般的退热药根本无效。发热时可以出现皮疹,热退后疹子消退,不留痕迹。还可能有肝脾及淋巴结肿大、关节疼痛、胸膜炎及心包炎等。

2. 多关节型。发热最初 6 个月有 5 个关节发生病变,分成类风湿因子(RF)阳性或阴性两种类型,女性多见。大小关节均可受损,如果脸上颞颌关节受损,吃东西都困难。疾病晚期就会有关节强直变形,肌肉萎缩,运动功能受损。

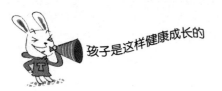

3. 少关节型。发病最初 6 个月有 1~4 个关节受损。按照症状及预后,分作两个类型:

(1)持续性少关节型:以女孩多见,起病多在 5 岁前,整个病程中关节受损均在 4 个以下。

(2)扩展性少关节型:发病后 6 个月受损的关节发展成 5 个或 5 个以上。本型特点是:虽有反复发作的慢性关节炎,但是不严重,较少关节损害致残;麻烦的是约 1/3 可能发生眼睛的虹膜睫状体炎,导致视力障碍,甚至失明。

4. 与附着点炎症相关的关节炎。常发生于 8 岁以上的男孩,侵犯膝、踝等下肢大关节,有一部分孩子后期出现行走困难。有些孩子还会有下腰部、臀部甚至大腿的疼痛。严重者病变侵犯胸椎、颈椎,使整个脊柱呈强直状态。部分孩子可能有反复发作的眼睛病变(虹膜睫状体炎)和足跟疼痛。

5. 银屑性关节炎。本型儿童期罕见,发病以女孩多见。表现为一个或几个关节炎症状,半数以上出现指间关节受损及指甲凹陷。关节炎可发生于银屑病(俗称"牛皮癣")发病之前或之后。

6. 未定类的幼年特发性关节炎。不符合上述任何一项或符合上述两项以上类别的关节炎。

（三）治疗

尚无特效疗法。这是个慢性病,要有耐心,尽可能保护关节及减轻关节以外的症状。护理得好,至少 75% 的孩子不会严重致残。

1. 一般治疗不易过多地卧床休息,让孩子参加适当的活动,但是生活中这样的孩子应特别注意关节保暖,避免任何形式的损伤。可以采用一些物理治疗的方法,譬如说早晨洗个热水澡,中药热浴可以促进局部的血液循环,有利于保护关节。夜间入睡时可在专科医生指导下,用特定的夹板,将受侵犯的关节保护起来,防止关节僵硬、挛缩。

2.病情不稳定时要及时复查,调整治疗方案与用药。病情稳定时,一般每月复查血常规、血沉、抗"O"、"C-反应蛋白"一次。1~3月复查生化全套(包括肝肾功能)一次。定期用裂隙灯检查眼睛,以求早期发现眼睛的病变。治这种慢性病也是那句话,"只要工夫深,铁杵磨成针",多付出,就会有一个比较好的疗效。

3.药物治疗:

服药最好是到正规医疗机构的风湿病专科。常见这一类报道,说是有偏方可以治疗类风湿,患者病急乱投医,寄钱过去买,服用下去果然效果很好,一旦停药麻烦就来了,即症状重现甚至加重,所以需在专科医生指导下谨慎选用药物。

（四）预后

儿童类风湿性关节炎总体预后良好,并发症主要是关节的致残及视力障碍,有些已经缓解的病例在成人期可能复发。有研究表明,IgM型RF(类风湿因子)阳性滴度越高,预后越差。严重的并发症是"巨噬细胞活化症",多见于男孩,为快速进展的肝功能损害、脑病、全血细胞减少、紫癜及黏膜出血等,甚至死亡。

三、"癞蛤蟆不吃人,相难看"的过敏性紫癜

（一）病因

说是过敏性紫癜,但是找不到确切的过敏原。可能跟乳类、蛋类,或是接种疫苗、寄生虫,服用某些药物如阿司匹林等有关,进而造成了全身毛细血管的无菌性炎症。于是,全身的毛细血管都跑出来要个说法了。当然,毛细血管分布丰富,平时工作最繁重的肠道、关节、肾脏症状最

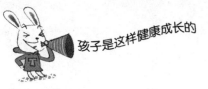

明显。

（二）症状

1. 很多孩子最先是述说腿疼，衣服撩起来就看到膝关节肿胀，两条腿上有皮疹。这种疹子针尖大小，呈紫红色，不疼不痒，压上去不褪色，可能有瘀斑。少数孩子有红色皮疹，而且反复出现，这就是本病特有的皮肤紫癜。

2. 还有就是一阵阵的肚子疼，伴有呕吐，少数孩子可能有血便。肚子疼的时候如果皮肤上没有皮疹，诊断困难。笔者碰到一个基层医院的外科医生，自己的孩子肚子疼了三天三夜，查不出原因，跑来找我们儿科主任，也不能确诊。后来到了那天的晚上，孩子的腿上出现了少许特征性皮疹（紫癜），一个年轻医生马上做出正确的诊断。所谓"倒霉的医生看病头，走运的医生看病尾"，是有道理的！

3. 肾脏也会有病变，多发生于起病1个月内。可能会有血尿、蛋白尿，甚至有水肿及高血压，称之为"紫癜性肾炎"或是"紫癜性肾病"。

4. 其他表现。偶然有颅内出血、鼻出血、牙龈出血等。如果发生喉头出血，可能会出现突然的呼吸困难、哮喘等。

（三）化验

血小板计数是正常的，这就可以与"血小板减少性紫癜"区别开来。尿常规检查可以发现血尿、蛋白尿等，此时就要做进一步相关肾病方面的检查了。血沉轻度升高。腹部超声可以早期发现肠套叠。

（四）治疗

1. 卧床休息，腹痛时只能进食少盐寡油的清淡饮食，有血便时禁食，并选用西咪替丁。

2. 急性期选用激素和免疫抑制剂，可以缓解腹痛和关节痛，但不能预防肾脏损伤的发生，也不能影响预后。重症"过敏性紫癜肾炎"可加用环磷酰胺等。

3.可以用阿司匹林、潘生丁等阻止血小板聚集。硝苯地平、吲哚美辛有利于血管炎的恢复。中成药如复方丹参片等,口服 3 ~ 6 个月,有一定的作用。

（五）预后

单纯是皮疹加上关节肿胀,属于一句老话即"癞蛤蟆不吃人,相难看",就是看上去很可怕,但不会给孩子造成损伤,病程是 1 ~ 2 周至 1 ~ 2 个月,少数长达一年以上。如果有严重的肠出血,处理不好会引起死亡。如果是"紫癜性肾炎""紫癜性肾病",可能持续数月、数年,少数发生尿毒症。

四、发热不退、红眼睛、出疹子的"川崎病"

又叫"皮肤、黏膜、淋巴结综合征",病名有点长,倒是很能说明问题,就是有皮疹,还有淋巴结肿大等。电脑里很轻松就能打出这个词组,说明是个常见病。的确,这个病的发生率已经远远高于常见的"风湿、类风湿热",基本属于发热性疾病中,我们医生首先要考虑的了。

（一）病因

1.可能与细菌、病毒之类的感染有关,但查无实据。

2.可能有机体对感染原过敏反应参与发病,但也查无实据。

3.可能有说不清、道不明的环境污染、药物、洗涤剂参与其中,还是查无实据。

（二）病理

这个病也是血管的炎症,但是病变发生在全身中、小动脉,重要的是心脏血管受损。最终形成的冠状动脉瘤破裂和急性心肌梗死,是致死的

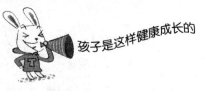

原因。

（三）症状

1. 开始是持续 1 ~ 2 周的发热,而且是 39 ~ 40 度的高热,抗生素无效。就因为这个,我们被有的病人骂死了:"啊,你们的水平也太差了,连个发热都治不好!"对不起,碰上这个病,我们一下子是肯定治不好的。

2. 眼睛红,嘴唇红、皲裂,舌乳头红肿。

3. 身上出现各种各样的疹子,肛门周围的皮肤发红,手、足硬性水肿及掌跖红斑。恢复期可以见到沿着手指甲、脚趾甲的末端指节整体蜕皮。笔者碰到过一个军医,自己孩子得了这个病,连手指甲、脚趾甲都脱落了。

4. 颈部淋巴结非化脓性肿大。

5. 于发病 1 ~ 6 周出现心脏损害,心肌梗死和冠状动脉瘤破裂,可致猝死。偶然有肺炎、脑膜炎等。

（四）化验

1. 观察血小板的动态变化,这是我们怀疑本病时比较容易得到的指标(扎手指采血就可以了)。血小板早期正常,但是第 2 ~ 3 周可能增高。还可能出现血沉加快、转氨酶升高等。

2. 超声心动图的检查尤为重要,可以见到心包积液及冠状动脉扩大,$>3mm \leqslant 4mm$ 为轻度,$\geqslant 8\ mm$ 提示冠状动脉瘤形成。

（五）治疗

1. 阿司匹林每日剂量分 2 ~ 3 次服用。热退后 3 天逐渐减量,维持 6 ~ 8 周。

2. 丙种球蛋白,最好是发病 10 天以内用,可以迅速退热,预防心脏血管受损;如果首剂丙球治疗无效,可以重复使用丙球 1 ~ 2 次。笔者一个熟人的孩子生了这个病,告诉我住院费用达两万多,我当时就说,花在丙球上了,没有办法,所谓钱要花在刀刃,这就是花在刀刃上的钱!

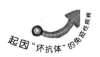

3.对于丙球治疗无效的孩子,可以考虑使用激素,或是在丙球使用的基础上,阿司匹林及激素联用,用药2~4周。

4.其他的可以用点潘生丁。如果有严重的心脏血管病变,需进行冠状动脉搭桥术。

（六）预后

这个病来势汹汹,那个一开始上来的高烧,就会持续一阵子。但是考虑到这个病,早点用丙球,基本可以治愈(用晚了,不合适)。笔者碰到一位警察及其家属,告诉他用丙球之前要履行签字手续(因为丙球是血制品,对于潜在风险是医患双方共同承担的)。他对我们的这个签字手续十分反感,立刻又要这样又要那样,打开的丙球宁愿生生浪费掉!最后转了一圈,请教了所有他认为是可以信赖的人,才签字同意用药,还好没有耽误病情。我们这里只想告诉大家,像这种科学上有定论的东西,你去问谁都是一样的答复,天底下的医生读的是一本书。只可惜了一开始那几瓶打开的丙球,价格不菲!

啰唆到现在,提醒大家的是出院后1、3、6个月及之后的1、2年进行一次全面体检(主要是心电图、超声心电图包括肝肾功能)。发生冠状动脉瘤的孩子更要长期随访,每6~12个月全面体检一次。冠状动脉瘤多于病后2年消失,但是常常遗留血管壁的损害。大的动脉瘤(直径大于8mm)不易完全消失,常会形成血栓和血管变窄。

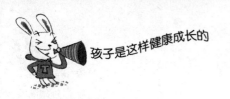

与传染病相关的病毒感染

一、麻疹（过"花"）

病原体是麻疹病毒。过去老百姓把这个病叫作"出花""过花"。我们当地有个著名的"花先生"，按照现在说法属于游医一类的人，他就是看"麻疹"看出了名。搞笑的是，当时我们这些正规医院诊断的麻疹，老百姓一定要找到他那里，经他点头，才能算确诊。过去这个病的并发症较多，有不少孩子致残甚至致死，所以老百姓是很重视孩子"出花"的。

（一）症状

1.以前典型的麻疹：因为有许多特征，以前出"麻疹"的孩子一进门不用开口，我们就能把这个病诊断出来。过去麻疹一般发生在5岁以下，开始是发热、流鼻涕、咳嗽，"咳进咳出"是老百姓对麻疹咳嗽最形象的描述，也就是说麻疹的整个病程都有咳嗽。发热1～2天，在嘴巴里可以看到一种针尖大小灰白色的"麻疹斑"，我们就宣布："你这个孩子是麻疹！"家长一开始疑惑，第二天孩子身上皮疹出来了，于是很钦佩地跑来连声夸奖，神医！正在出疹子的孩子，一进门展示的是一种特殊的"麻相"，即面孔脏兮兮的,眼球发红,眼泪汪汪,怕光。暗红色的疹子从颈后向躯干、四肢顺延(从上向下)。如果没有并发症,出疹 3～4 天后开始退烧,皮疹消退时皮肤上留有棕色的疹子痕迹,同时见到糠麸样脱屑,一般 7～10 天痊愈。所以家长述说孩子前几天有发热、咳嗽,身上有疹子。我们看到皮肤上这种棕色的疹子痕迹,也可以告诉家长,说你孩子出过"麻疹"啦!

2. 现在不典型的麻疹:随着麻疹疫苗的普遍接种,现在的麻疹不循规蹈矩、不按上述顺序出牌了。细心一点的家长应该记得,麻疹疫苗的接种第一次是 8 个月,7 岁时还应该再有一次复种。于是现在的麻疹,一部分发生在 8 个月前没有接种麻疹疫苗时;还有一部分是 8、9 岁的孩子,估计没有接受疫苗的复种;再就是 13 岁左右的孩子,估计是复种的疫苗失去作用了。这样的麻疹,开始可能有个 38 度左右的发热,轻微的咳嗽,口腔里的麻疹黏膜斑不明显,身上的皮疹暗红色稀稀拉拉几个,甚至没有皮疹。诊断主要依赖麻疹抗体的检测。最近碰到的是一个咳了二十几天,被诊断为"肺炎"的 8 个多月孩子,住院后发热一天,疹子出来了,口腔里还有麻疹斑。还有一个 12 岁的男孩,发热总是不退,5～6 天后开始出疹子,麻疹抗体检查阳性,确诊为"麻疹"。总之现在的麻疹真是五花八门,有时让我们这些行医 30 多年的人都摸不着头脑。

当然也有严重的麻疹,发热高达 40 度以上伴惊厥昏迷、皮疹呈紫蓝色者,常有鼻出血、血尿、血小板减少等,称为黑麻疹,患儿死亡率高。

这种病以前每 2～3 年都会有一次流行。记得有一次麻疹流行,很多患者是我们医学院 20 岁左右的实习生,估计是过了麻疹疫苗保护期,加之频繁且高浓度地接触各种病毒,就发病了。因此,各种新的状况对麻疹疫苗接种程序提出了新的挑战。

（二）并发症

麻疹并不可怕,死亡的原因主要是并发症,家长有必要了解。

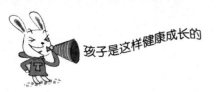

1. 肺炎。发生肺炎时体温持续升高，出现呼吸气促、鼻翼扇动，严重肺炎为麻疹死亡的主要原因。

2. 喉炎。可以有声音嘶哑哭不出声，咳嗽音调高，像小狗叫，严重时出现呼吸困难，可迅速发展至窒息死亡。

3. 心肌炎、心功能不全。

4. 脑炎。多发生于出疹后 2～5 天再次高热抽搐，可能有肢体瘫痪、智力障碍等并发症。

5. 亚急性硬化性全脑炎。是麻疹的远期并发症，发病率约为百万分之一，男多于女。一般在麻疹数年之后才出现脑炎的症状。先是越来越重的痴呆，接着出现抽搐、昏迷，直至死亡。

6. 还可以有口腔炎、中耳炎、乳突炎；各种维生素缺乏症，而维生素 A 的缺乏可以导致视力减退甚至失明。原有结核病可扩散恶化，发生结核性脑膜炎。麻疹后也易发生百日咳、水痘等感染。

（三）治疗

1. 卧床休息，房内保持适当的温度和湿度，有畏光症状时房内光线要柔和；给予容易消化、富有营养的食物，补充足量水分；保持皮肤、黏膜清洁，及时清洗面部及眼睛。

2. 发热时血液循环加快，有利于皮疹出透，所以只在高热时酌情使用小剂量退热剂，避免急剧退热。老百姓喜欢用点黄豆或是黄花菜烧水让孩子喝，喝热水可以促进血液循环，也是一种可行的治疗方法。

3. 继发细菌感染可给抗生素，咳嗽剧烈可以用止咳药，也可以服用一些清热解毒的中成药。

4. 麻疹患儿对维生素 A 需要量大，世界卫生组织推荐，1 岁者每日补充维生素 A 20 万～40 万单位，连用 2 天可以减少并发症的发生。

5. 一般隔离至出疹后 5 天，合并肺炎的延长至出疹后 10 天。

二、俗称"小麻疹"的风疹

风疹俗称"小麻疹"，又叫"德国麻疹"。无论哪一种叫法，顾名思义，其疹子的形态跟麻疹很像，但是病情较麻疹轻许多。其病原体是风疹病毒。在春夏之交多见，可以发生在任何年龄，但是以较为年长的孩子多见，常常发生在学校的群体性环境中。往往是今天这个学校一个孩子来看病，用不着几天，就会有同一个学校一大群孩子来看病了。发热后 1 ~ 2 日出疹，体温一般不会太高，红色皮疹主要在面部、躯干及四肢，同时有耳后及后脑勺的淋巴结肿大，1 ~ 2 日内即消失，不脱屑。并发症少，预后好。如果体温很快退至正常，孩子精神状态各方面都很好，吃点清热解毒的中成药，发热时吃点退热药就可以了。

三、退烧后出疹子的病：幼儿急疹

老百姓称之为"烧疹子"，其病原体也是病毒。见于婴幼儿，以 1 岁以内多见。典型的表现是"退热后出疹子"，即先是有个 2 ~ 3 天的发热，热退后躯干部出现大小不等的淡红色疹子，疹子在 1 ~ 2 天后消退，不会留疤。换言之，疹子出了，就可以宣布孩子的这次发热好了。发热的时候还是要用点抗病毒药，出疹时孩子稍微有点闹人，晚上服点扑尔敏就可以了。

四、水花（水痘）

俗称"水花"的"水痘"，也是一种传染性极强的出疹性疾病，通过接触病孩及呼吸道传播，接触病孩之后几乎均可患病。感染后可以获得持

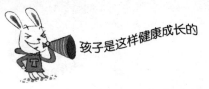

久免疫,但是以后可能发生带状疱疹。

(一)症状

既然是传染病,大都发生在学校这种群居性环境中。大部分孩子出疹前无不适,少部分孩子会出现37.5度左右的发热,不大想吃饭,发热一天皮疹出现了。这种疹子常见于面部、躯干部,头发里有疹子是水痘的一大特点。一开始是红色斑、丘疹,接着疹子的中央就有水疱了,要不怎么叫水痘呢?疱疹持续3~4天,然后从中心开始干缩,迅速结痂。很痒,有时忍不住想去抓抓。水痘还可以发生在口腔、眼结膜、生殖器等处,易破溃形成浅溃疡。

严重的水痘发生在白血病及一些免疫功能受到损伤的孩子身上,疹子可以是大疱型或是出血性疱疹。如果母亲在妊娠最初四个月里发生水痘,孩子有可能因"先天性水痘综合征"而致畸、致残;而产前4天以内母亲发生水痘,孩子常在生后4~5天内发病,死亡率为25%~30%。

(二)并发症

部分忍不住去抓的孩子容易发生细菌感染,发生脓疱疮,极少数导致败血症。少见的有继发血小板减少、水痘后脑炎等。

(三)治疗

1. 不发热的孩子,可以服用一些清热解毒的中成药;也可以口服阿昔洛韦,重者就要静脉滴注了。早期使用干扰素能抑制皮疹发展,加速病情恢复。继发感染的就要加用抗生素。禁用地塞米松一类的激素。

2. 发热期应卧床休息,避开鱼虾、黄鳝、泥鳅一类易发生过敏的食物,这时候吃这些东西只会添乱。

3. 修剪指甲,防止抓破水疱。皮肤瘙痒可服点扑尔敏,或是搽点炉甘石洗剂。

4. 控制传染源,隔离至皮疹完全结痂为止。

五、与疹子相关的其他疾病

常见的出疹性疾病还有以下几种,列在这个章节里主要是给大家提个醒。

(一)过敏性药物疹

这种疹子没有规律,可以分布在面部或是躯干、四肢,一般不会发热,有点发痒。有用药史的(可以是任意一种药物),在医生的指导下,停用可能引起过敏的药物是明智之举,对症吃点扑尔敏,皮疹严重就要请医生帮忙了。

(二)风疹疙瘩

正式名称应该是"荨麻疹",和"麻疹"仅一字之差,却是差之千里,发病和过敏有关。往往是接触了花粉,或是吃了鱼虾、芒果之类的东西过敏,疹子就出来了。看起来很可怕,真的像一阵风,来势汹汹,大片、大片的红疹子来了,咕吱、咕吱地抓吧,痒!急急忙忙跑到医院看病,坐到医生面前撩开衣服再看,疹子没了,去无踪!这个病不值钱,避开过敏原(鱼虾、花粉之类),吃点扑尔敏、搽点炉甘石洗剂,五块钱以内搞定,当然,反复发作就要另当别论了。

(三)猩红热

是引起风湿热的罪魁祸首。一般在发热后1~2天出疹,常见身上(主要是躯干部)的皮肤一片红,疹子极小,像鸡皮疙瘩,摸上去麻麻的。还可能有杨梅舌(舌乳头肿大)、口周苍白圈等。化验时血象及抗"O"升高,这种疹子一定要在医生指点下,按时、按量用抗生素,防止发生肾炎、风湿热,并需定时去门诊复查小便等。

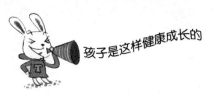

六、不可怕的发热、肝脾淋巴结肿大：传染性单核细胞增多症

简称"传单"，是由 EB 病毒感染导致的急性传染病。说句老实话，我们发现有发热、同时伴肝脾及淋巴结肿大的孩子，都会倒吸一口凉气——一般不是好兆头。但是一旦发现血液里异形淋巴细胞 >10% ，我们就释然了，这个病就是"传单"！

"传单"一年四季均可发生，以晚秋至初春为多，也可能引起小流行。病毒大量存在于唾液腺中，可以持续或间断性排毒。6 岁以下孩子发病较轻，所以我们儿科医生看这个病比较轻松。但是 15 岁以上发病者可能出现典型的症状，严重的发生脑膜炎、神经炎等，脾破裂少见，但是严重。

（一）症状

1. 发热，体温在 38.5 ~ 40 度，热程在数日至数周。

2. 淋巴结肿大，腹部淋巴结肿大，可能有腹痛。

3. 肝脾肿大、黄疸，偶有脾脏破裂。

4. 咽峡炎，严重的可以出现呼吸及吞咽困难。

5. 各种各样的疹子。

6. 个别病例可以有心肌炎、脑炎、脑膜炎等。

（二）化验

白血球（WBC）总数增高，一般是 1 万 ~ 2 万，有时可以达到 5 万（真的有点可怕），但是异形淋巴细胞高于 10% ，没有白血病细胞（幼稚细胞）就可以确诊，血小板减少。

（三）并发症

严重的病例可以发生神经系统疾病，如格林 - 巴利综合征、脑炎或周围神经炎等。急性期可以发生心包炎、心肌炎等。轻微的创伤就可以发生脾破裂,虽然少见,但是极其严重。

(四)治疗

1. 有脾大的孩子2～3周内尽量减少碰撞腹部的运动。

2. 继发感染时可以选用抗生素,还可以用阿昔洛韦、更昔洛韦抗病毒。

3. 急性期有肝炎症状时要卧床休息。

4. 短期应用地塞米松等,可以明显减轻症状。

5. 静脉注射"丙球",每日1次,连用4～5次,可以缩短病程,早期用药效果更好。干扰素也有一定的治疗作用。

(五)预防

本病(传染性单核细胞增多症)和一些恶性疾病如鼻咽癌、霍奇金病等,都与EB病毒感染有关。国内外正在研制疫苗进行预防。还有一种"类传单"(类传染性单核细胞增多症),其病原体主要是巨细胞病毒、肺炎支原体、甲肝病毒等,就要针对不同的病原体进行抗感染治疗了。

七、痄腮(流行性腮腺炎)

其病原体是腮腺炎病毒,是最常见的急性呼吸道传染病。传染性极强,通过接触或是飞沫传播,人群普遍易感。笔者就碰到这样的例子,孩子是腮腺炎,跟母亲脸贴脸睡觉,结果母亲也传染上了腮腺炎。感染后可以获得持久免疫,也就是说,人一生中很少会有第二次再得这种病的。

(一)症状

常见首先发生在一侧的腮腺肿大,然后另一侧腮腺跟进(肿大),呈

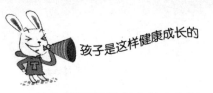

一种腮帮子大大的（痄腮）面相。仔细看看，这种肿大是以耳垂为中心，向周围蔓延。用手摸摸很痛，没有明确的边界。吃东西时疼痛加重，尤其是吃酸性的东西更明显。

（二）并发症

腮腺炎本身无大碍，但出现下列情况就要求助于医生啦！

1. 在腮腺肿大的同时，出现发热、头疼，甚至呕吐、精神不好，一定立即来诊。可能是并发"腮腺脑炎"了，这种脑炎偶见死亡的病例，我们都不希望这种偶见变成必然，所以马虎不得！

2. 还有的孩子腮腺肿大数日后出现肚子痛，可能同时有呕吐、腹胀等，可能是并发"胰腺炎"，也是立即就诊的信号。

3. 男孩子发生睾丸炎较常见，可能有睾丸的肿大及疼痛，如果是双侧睾丸同时发病，可能会导致不育，但非常少见。而7%的女孩子年长后（青春期）可以发生卵巢炎，但是一般不影响受孕。还可能并发心肌炎、肾炎、甲状腺炎等。

（三）化验

1. 腮腺是我们人体分泌唾液的腺体之一，如果发生炎症，腺体肿胀，腺体的导管就会排泄不畅，唾液里帮助消化的"淀粉酶"进入血液，使血液和小便中的"淀粉酶"增高。2周左右"淀粉酶"恢复正常。

2. 因为是病毒感染，一般血象（白细胞）不高。如果是化脓性腮腺炎，血象就可能增高了。

（四）引起腮腺肿大的其他疾病

前面已经说过，病毒感染的腮腺炎一般一生只有一次。但是却有少部分得过腮腺炎的孩子，这里稍微有个发热、打喷嚏的，那边腮腺就肿大起来。这种腮腺的反复肿大，很可能是别的病毒或细菌引起；或是腮腺病毒在导致炎症时，腺体里形成了小结石，再有少许的感染，这些小结石堵塞腮腺导管,发生了腮腺的反复肿大。这种情况一般不具备传染性。

还有一种"化脓性腮腺炎"是细菌感染,可以发生在新生儿身上。这种情况有比较严重的发热,化验时血象(白细胞)增高,治疗时要用抗生素。其他腮腺肿大有罕见的腮腺肿瘤、淋巴瘤等。

（五）治疗

1. 单纯是腮腺肿大,或是有个低热,孩子精神很好的,口服点清热解毒的中成药就很好了。另外,肿大的腮腺可以外敷用醋调的金黄散、紫金锭,有很好的消肿止痛作用。发热严重血象增高的,就要加用抗生素及服点退热药。

2. 有腮腺脑炎(即出现发热、头痛、呕吐,或是精神不好),应立即就诊。有睾丸炎、心肌炎也应在医生的指导下用药。

3. 隔离期应该是从发病到腮腺完全消肿的整个时期。

八、不得不防的手足口病

其病原体是肠道病毒 71 型(EV71)和柯萨奇、埃可病毒,传染性强,EV71 感染引起的重症病例可导致突然死亡,让我们各地儿科医生处在高度戒备状态。

（一）流行病学

手足口病是个全球性传染病,1957 年新西兰首次报道该病,我国自1981 年以来也有报道,直至 2008 年阜阳地区发现几例重症病例相继突然死亡,引起了国家卫生部高度重视。

手足口病一年四季均有发生,以夏秋季多见,冬季发病较少。该病流行期间,可能发生在幼儿园等群体性环境中,隐性感染比例大,传播速度快、途径复杂,在较短时间内可以出现较大范围的流行。

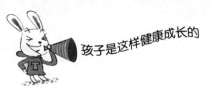

（二）传染源和传播途径

患者和带病毒的隐性感染者（即没有症状）是本病的传染源。病毒主要经过进食、呼吸道传播，也可以通过皮肤、黏膜接触传播。人对肠道病毒普遍易感，感染后可以获得免疫力，但是这种免疫力能持续多长时间，还不好说。各种年纪均可发病，以小于3岁者发病率最高。

（三）症状

急性起病。有发热，但是热型不定，可以是37.5度左右的低热，也可以是39度以上的高热。手心、脚心及屁股周围或膝盖出现疹子。中间是灰白色的疱疹，疱疹内有少许液体，周围包着一圈红晕。口腔内有疱疹，上腭多见，疼痛明显。

（四）严重的手足口病

重症手足口病往往是死于不可逆转的"中枢性（脑性）肺出血"，实际上看到这个孩子鼻子、口腔里喷血，基本就无力回天了！因为从病情加重到死亡，只有一个多小时的时间，这时的呼吸机等都是摆设！重症手足口病导致的"脑炎"，有着很强的致残、致死率。从各地重症死亡的病例分析，危险期往往是刚刚发现症状的5天以内，3岁以下的男孩居多。这样的孩子我们称之为"高危儿"，即使开始发病时症状很轻，皮疹少（我们见到死亡的病例，口腔及手心仅1~2个皮疹）、低热（37.6度的发热），也不能轻视。

所以，强调重症病例的早期发现。

1. 年纪小于3岁，尤其是男孩发病一定要重视。但是最近有个案报道，9岁的孩子死于重症肺出血。

2. 持续发热不退，哪怕是37.5度的低热。

3. 精神差、嗜睡、呕吐，肢体抖动或是无力。

4. 血常规见到白细胞总数及中性粒细胞增高。

5. 血糖高。

6. 高血压或是低血压。

7. 呼吸、心率明显增快。

（五）治疗

1. 轻型病例：即仅有皮疹，没有发热，血象及血糖等化验正常，口服点清热解毒的中成药即可。

2. 对于上述可能出现重症表现的病例，均要收治入院。大剂量的丙种球蛋白、甲基强的松龙，以及有效的抗病毒、合并细菌感染时抗生素的早期应用，直至发生呼吸衰竭时上呼吸机，都需要在医院进行。经过一年多考验，我们对付手足口病已经有了明确而有效的治疗抢救方案。

3. 需要说明的是，凡是符合上述重症病例指标的，尤其是 3 岁以下的男孩，我们早期就会动员用丙种球蛋白，这就是花在刀刃上的钱。家长不能理解，说是我们等病情加重了再用。再次告诉大家，到了看到孩子喷血时就来不及了，这种情况出现往往就一个小时左右，随即死亡。

（六）后遗症

此病的后遗症主要发生在重症"手足口病脑炎"的儿童身上，可以遗留变傻、瘫痪等后遗症。

（七）预防

下列15个字可以概括此病预防方法：勤洗手、多通风、晒衣被、吃熟食、少扎堆。我们遇到一重症肺出血死亡的病例，家长是做食品生意的，可以推断孩子的发病，与孩子本人或是家人接触的人较多有一定关系。我们在手足口病的高发地区，看到有些人买烧饼或是其他吃的东西，喜欢用手将几个烧饼挨个地捏一下，这样的挑挑拣拣真是非常可怕的卫生习惯。有时候讲究点还是必要的！

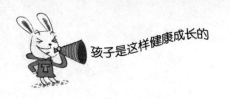

应该知道一点结核病常识

一、结核病概述

结核病的病原体是结核杆菌。大家一定听说过"肺结核、结核性脑膜炎、骨结核"等,说明结核菌可以侵犯全身各个脏器,但是以肺结核最常见。2002年世界卫生组织认定,全世界22个国家为结核病的高发地区,我国即在其中。

(一)流行病学

痰里有结核菌的开放性肺结核病人是主要的传染源。主要是吸入带结核菌的飞沫、尘埃后引起感染,少数经消化道感染,经皮肤或胎盘传染者少见。

居住拥挤、营养不良等是结核病的诱发因素。但是感染结核菌后是否发病,取决于结核菌的数量、毒力。如果患有麻疹、百日咳及白血病等,易发结核病。而某些特殊个体,如菲律宾人和身材瘦长的人对结核病易感,白人发病率最低。由一个卵子受精后分裂发育而成的单卵双胎(一个胎盘的双胞胎),两人同时发病的概率明显高于双卵双胎(两个胎盘的双胞胎)。

（二）现在的结核病

大家熟知的结核病有长期低热、咳嗽、盗汗消瘦等症状,这是过去典型的结核感染中毒症状。但是现在的结核往往没有这样的症状,不少孩子只是单一较长期咳嗽,肺部听诊未发现问题,胸片却发现了肺部可疑结核病灶。

（三）确诊的依据

1.症状包括长期低热、咳嗽、盗汗消瘦等,或是单一的较长期咳嗽。

2.周围有痰培养找到结核菌的病人。

3.有麻疹、百日咳等使免疫功能下降的疾病。

4.眼科医生诊断为"疱疹性结膜炎"。

5.结核菌素实验:简称"结素实验",又叫 PPD 试验,就像做青霉素皮试那样在手臂上打个"小包包",经过 72 小时观察,用任何一种尺子测量,如果"小包包"直径是 20 毫米(两个加号)以上,或者皮丘的消退至少十天,就要考虑结核病了。

6.从孩子的痰或是胃液里找到结核菌。

7.血沉加快。

8.胸片、胸部 CT、磁共振用于结核及非结核的鉴别诊断。

9.一些确诊困难的,可以采用创伤性检查,如纤维支气管镜检查、淋巴结及肺组织的穿刺检查。

（四）治疗

1.注意营养、休息。避免接触麻疹、百日咳等传染病。无明显自觉症状的原发型肺结核,可以门诊治疗,但应定期复查随诊。服药前常规检查肝肾功能。

2.可以选用的药物。全杀菌剂有异烟肼(INA)、利福平(RFP);半杀

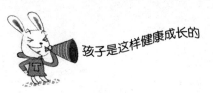

菌剂如链霉素（SM）、吡嗪酰胺（PZA）；抑菌剂有乙胺丁醇（EMB）、乙硫异烟胺（ETF）等。为了增加药物的疗效，又不致增加副作用，现在采用的是一天剂量，早晨一次服用。

3.方案。标准疗法：没有自觉症状的原发型肺结核，采用的是异烟肼、利福平和（或）乙胺丁醇，疗程是 9～12 个月。

短疗程：在医生的直接监督下服药与短程化疗，是世界卫生组织推荐的重要治疗策略，疗程是 6～9 个月。如有异烟肼和利福平不能联合应用的情况时，则疗程应为 12～18 个月。

（五）预防

1.控制感染源，将有活动性肺结核的病人进行隔离。

2.普及接种卡介苗。

3.对于有开放性肺结核病人的家庭，3 岁以下没有接种卡介苗而结素实验阳性，或是由原来阴性转为阳性；结素实验阳性最近又患百日咳、麻疹的孩子，都要接受预防性用药。可以单用异烟肼 6～9 个月，或是异烟肼＋利福平，疗程 3 个月。应用抗结核药物治疗中，应每月检查肝功能。

二、孩子的肺结核：原发型肺结核

原发型肺结核是结核杆菌初次侵入肺部发生的感染，也是孩子肺结核的主要类型。

（一）症状

病情轻重不一。轻者可以没有症状，或是仅有咳嗽。典型的表现应该有低热、消瘦等。一部分孩子有眼睛的疱疹性结膜炎、多发性关节炎等，还可能有淋巴结及肝脾的肿大。肺部听诊一般没有异常。

（二）相关的检查

可以做 PPD 实验（结素实验）、胸片、血沉等，诊断有困难的查胸部 CT 等。

（三）选药

1.无明显症状的原发型肺结核选用标准疗法，每日服用异烟肼＋利福平＋乙胺丁醇，疗程 9～12 个月。2.活动性原发型肺结核 用异烟肼＋利福平＋吡嗪酰胺（或链霉素），2 个月后停掉吡嗪酰胺、链霉素，以异烟肼＋利福平再继续维持治疗 4 个月。

三、结核菌导致的败血症：粟粒性肺结核

当孩子免疫功能不好时，结核菌进入血液后到处流窜，就形成了结核菌的败血症。这些结核菌流窜到肺部就是"粟粒性肺结核"，流窜到脑部就会有"结核性脑膜炎"。

（一）症状

既然是结核菌的败血症，它像普通败血症一样可以有高热，伴有寒战、咳嗽等。当然有些年纪小的孩子体温可能不太高，但是有肝脾及淋巴结的肿大。约 50％ 以上的孩子一开始就会有脑膜炎的症状（发热、头痛、呕吐及抽搐）。起病 2～3 周后，在胸片上可以看到自上而下均匀一致的粟粒状大小的阴影，为确诊的依据。

（二）治疗

1.开始即异烟肼、利福平、链霉素及吡嗪酰胺四药联用，疗程一定要足。

2.在足量抗结核药物应用的同时，加用激素。

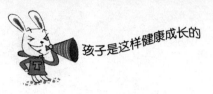

（三）预后

病情凶险，早期诊断及治疗有可能痊愈。如延误，则可能导致死亡。

四、可能与肺结核同在的病：结核性脑膜炎

（一）症状

典型的结核性脑膜炎起病较缓慢，早期可能有发热、不活泼、消瘦、盗汗等；接着就会有头痛、呕吐、嗜睡及抽搐，如果此时仍然得不到治疗，就会进入昏迷状态，直至死亡。

（二）化验检查

除了上面说的结核检查项目，包括结素实验、血沉、胸片等，还要做腰椎穿刺以确诊。

（三）并发及后遗症

主要并发脑积水、脑出血及脑神经的损害，如出现面瘫等。

后遗症是脑积水、肢体瘫痪、智力低下、失明、失语及癫痫、尿崩症等。

（四）治疗

1. 应精心护理，经常翻身，保持热量及营养的供给。

2. 同时使用足量、足疗程的抗结核药。

3. 有急性脑积水或是疑有脑疝形成时，可以进行侧脑室穿刺等。

4. 在足量抗结核药物使用的前提下，可以使用强的松等，疗程 8～12 周。

（五）预后

与治疗早晚及年纪、治疗方法密切相关。治疗的晚，年纪小，结核菌耐药及药物剂量不足或方法不当，预后肯定差，会出现脑积水、肢体瘫痪及智力低下等后遗症，严重病例可致死亡。

胃 肠 篇

一、哭闹不安、呕吐：当心肠套叠

孩子的胃肠功能不健全，一个微不足道的刺激如拉肚子、饮食转换不当，都会让肠子扎堆纠集到一起。这些相互纠缠的肠子压迫了肠管上的血管，就会导致肠坏死，是儿科引起肠梗阻最常见的原因。60%发生在1岁以内，80%发生在2岁以内。男孩发病多于女孩，肥胖儿多见。急性肠套叠如果延误诊治，轻则会让孩子白白地丢掉一段肠子，影响以后的生命质量，重则危及生命，大意不得。

（一）症状

典型的早期症状就是阵发性哭闹，同时伴有呕吐，如果有血便出现，更要考虑肠套叠的可能。还有一些孩子一开始仅有呕吐或是精神不好，随着病程发展，纠集在一起的肠子发生坏死，就会出现高热、嗜睡、昏迷，甚至休克。

值得注意的是，不少肠套叠就发生在拉肚子的孩子身上。本来一天拉个十几次大便，却像听到号令似的突然一下子不拉了，开始一阵阵哭

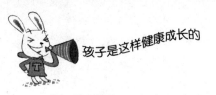

闹,甚至呕吐,宣告肠套叠成立。还有譬如说,家长某天在某杂志上看到一样很有营养价值的食物,花了大半天时间做好了,很对孩子口味,孩子一下吃了不少。但是没多长时间孩子开始哭闹、呕吐,再加上精神不好……肠套叠又来了。

(二)治疗

早期 B 超监护下空气、水压及钡剂灌肠是有效的治疗手段。病程超过 48~72 小时,根据病情可能要进行手术治疗。5%~8% 的孩子可能有肠套叠的复发,灌肠复位比手术复位的复发率高。

二、无法缓解的呕吐: 先天肥厚性幽门狭窄

"幽门"是胃的后门,如果先天性的发育不良,出现肌肉增生、肥厚,就会产生胃的流出道不通畅。以第一胎足月儿、男孩多见。本病有一定的遗传倾向,其母亲有本病的,子代发病率更高。

(一)症状

这种胃流出道不通畅导致的直接结果就是吐奶。生后 2~4 周,甚至生后 1 周就开始吐,也有生后 2~3 个月才开始吐的。开始我们称之为溢乳,顾名思义就是吐得很温柔。接着日渐加重,呈喷射状呕吐,几乎发生在每次吃奶后不到半小时,吐出物为带奶凝块的乳汁,有时候因小血管破裂,可以吐出咖啡样液体甚至是血。孩子这里吐完,那里还要吃,但最终由于呕吐及摄入不足,造成营养不良、脱水及电解质紊乱。

(二)检查

现在借助腹部 B 超,比较轻松地就能做出诊断。必要时还可以做 X 线钡剂检查等,基本可以确诊。

（三）治疗

确诊后手术治疗。手术方法简便，效果一般良好。

三、顽固的腹胀如鼓及排便不畅：先天巨结肠

肠管正常的工作状态是蠕动，这种蠕动听从分布在肠管上的神经节指挥。而先天性巨结肠又称为"先天性无神经节细胞症"，就是结肠上主管蠕动的神经节没有了，于是肠管就罢工——基本不蠕动了。该动的时候不动，大便滞留在肠管内排不出去，使肠管肥厚、扩张，变成了巨大的口袋状——巨结肠。

（一）症状

肠管罢工导致的就是顽固性便秘和腹胀，胎便排出迟缓。一般生后2天内无大便或是大便很少。以后可以是3~7天，或是1~2周排便一次，严重时不灌肠不排便，同时有肚子胀和呕吐。由于大便不能及时排出，大便里的细菌、毒素被吸收进入血液，就会有发热、肚子膨胀、呕吐的症状，排出恶臭及带血的大便。婴幼儿架不住这样折腾，因此死亡率极高。

（二）检查

简单一些的是借助腹部 B 超，还可以做 X 线检查，结合病症做出诊断。

（三）治疗

许多并发症就发生在生后2个月以内，手术之前的保守治疗主要是口服缓泻剂，使用开塞露及灌肠等，目的就是促进排便。手术的方式包括根治术和结肠造瘘术。现多主张早期进行根治术，一般认为体重在3公斤以上，周身情况良好就可以行根治手术。

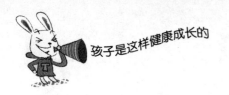

四、拉肚子

拉肚子正规的病名是"腹泻",是我国婴幼儿较常见的疾病之一。6个月～2岁的婴幼儿发病率极高,是造成营养不良及生长发育障碍的主要原因。但是拉肚子必须有两个要素,即大便次数增多,大便里的水分增加,拉下来的大便像小河流水那样流动的,才是正规拉肚子。举个例子:有个出生体重1.5公斤的早产儿,到1周岁时体重达到10公斤,是个发育完全正常的孩子,他凭借的就是那张会吃的嘴。无论何时何地,他都会把嘴张得大大的使劲吃,一直吃到往外吐才肯罢休。于是家里的沙发底下、桌子旁边不经意间到处可以见到大便,是那种堆得高高的糊状便,追根寻源,他的小屁屁总是臭臭的。这种吃得多拉得多的无奈之举,只能说明孩子肠胃功能棒,和拉肚子不搭界!

(一)病因

1. 包括细菌、病毒的感染。

2. 喂养不定时,突然改变食物种类,或是过早地进食大量淀粉、脂肪类食物,高果糖、山梨醇的果汁、调料等。

3. 对牛奶或大豆等食物的过敏。

4. 双糖酶尤其是乳糖酶缺乏,这种情况非常常见,孩子拉大便时"噗噗拉拉"作响,大便里会有许多泡沫。

5. 受凉或是天气太热。

(二)症状

1. 轻型腹泻:主要是大便次数增多,可以伴有呕吐,但是一般不发热,孩子照常玩耍、不误吃喝,小便也不会减少。

2. 重型腹泻:这种孩子一进门,不用家长开口,我们就会问过去,孩子是拉肚子吧？家长诧异之际我们就会继续说,孩子的小便减少了吧？于是家长更觉得这个医师有点神！其实这样的孩子挂着面相呢,首先是精神不好,再就是眼睛凹下去——脱水啦！伴有脱水的孩子一般是比较重的腹泻,还会有发热,严重的会有抽搐、昏迷和休克。

（三）几种常见的肠炎

1. 轮状病毒肠炎

过去是秋冬季节最常见的腹泻,现在一年四季都可以发生。多见于6个月~2岁的孩子,开始可以有发热、打喷嚏甚至咳嗽,很像是感冒,随之开始拉肚子。排泄物是一种黄色水样便,次数多、拉的也多。笔者曾见过一病儿迎着早晨的阳光,打了个喷嚏,我们看到这个孩子的大便喷射而出,形成了一阵黄色的便雾,让我们躲闪不及。几次拉下来,小便拉没了、小脸拉黄了。教科书上说其自然病程是3~8天,于是有人"教育"我们,说这种病不用治,到时间就会好的！是真的吗？大概有60%~70%的孩子确实恢复快,但是也有那么20%~30%的不给面子,可以转变成迁延性腹泻,甚至慢性腹泻,让我们伤透脑筋。

2. 细菌性肠炎

主要发生在夏季,稀水样的大便里会有像清鼻涕一样的东西（黏液）,还会有脓血。伴随着发热,严重的会有抽搐、昏迷甚至休克。

3. 迁延性或慢性肠炎

拉肚子时间在2周,甚至2个月以上,就是"迁延性或慢性肠炎"。也不用担心,孩子的腹泻随着生长发育的进程,总会有休止的一天。但是拉的时间太长,会影响各种营养的吸收,我们还是要尽可能找出拉肚子的原因,才可以对症下药。

（1）感染没有控制:这时一定要做个大便培养,看看是什么细菌在作怪,对症下药,效果明显。

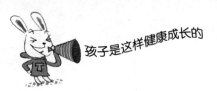

(2)如果是营养不良导致的拉肚子,就要做些营养方面的调整,过去我们是给这样的孩子输父母亲的血,现在可以输点丙球之类的药物,但这样治疗费用就会很高。雅培的"小安素"适合于营养不良同时又有腹泻的孩子,值得一试。

(3)其实最多见的慢性拉肚子,是那种吃母乳或是普通配方奶粉的孩子,大便酸酸的,拉起来时"噗噗拉拉"的,大便里有泡沫,这就是典型的乳糖不耐受。老百姓叫作"不聚肚子",我们叫作"生理性腹泻"。这种腹泻的前提必须是不影响孩子的生长发育,一天有个3~4次大便也不为过。但是孩子的大便像水,或是因为腹泻而出现体重不增加,就要接受治疗了。可以服用一些益生菌,还可以使用去乳糖奶粉(腹泻奶粉)。

(4)过敏性拉肚子:如果在吃了去乳糖奶粉或豆浆后仍然如旧,就要考虑改用其他饮食或水解蛋白配方奶粉,以保证生长发育期蛋白质的供给。

(四)治疗

1.饮食调整。首先适当控制饮食量,根据情况让孩子吃个八成饱,使有炎症的肠道得到休整。避开油腻,以清淡食物为主,一些汤汤水水的如稀饭、面条,加点咸蛋黄、肉松之类的有点咸味就很好。有呕吐的需禁食4~6小时。关于迁延性及慢性腹泻的治疗主要依赖饮食调整,前面已经叙述,不再啰唆。

2.不吐的孩子可以喝点淡盐水,掌握不住盐水的浓度,可以口服补盐液。如果拉得厉害又吐,喝不进去,就要去医院输液了。

3.控制感染。在医师指导下服用有效的抗病毒或抗生素,但是对于肠道病毒基本无好的抗病毒的药,还是要采取上述饮食控制及补液等综合措施。呕吐严重或是服药困难,可以通过静脉给药。

4.还可以用一些肠道益生菌或是肠黏膜保护剂,有一定的疗效。

五、胃炎、消化性溃疡

（一）症状

1.胃炎

急性胃炎可能因受凉或是吃了什么不好的东西,轻者呕吐、食欲不振;严重的呕吐剧烈、解黑大便(消化道出血)、脱水,甚至有发热及全身中毒症状。而重度慢性胃炎、幽门螺杆菌感染是重要的致病因素。常见反复发作、轻重不等的上腹部或脐周疼痛,伴有食欲不振、恶心呕吐、腹胀,严重的可以有营养不良、生长发育停滞。

2.胃溃疡

家长常有这样的提问,孩子也有溃疡?有啊!笔者曾见过最小的溃疡患者是个2岁的孩子。当然,溃疡还是大孩子多见,男孩多于女孩,可能有明显的家族史。

(1)小婴儿以胃溃疡多见,食欲差,呕吐,进食后啼哭、腹胀,长不过其他的孩子,甚至解黑大便。

(2)大孩子可能会经常述说上腹部疼痛、不舒服、烧心,往往是在上午的第三、四节课或是夜间腹痛,我们称之为空腹痛,严重的可以有呕吐,解黑大便,随之发生贫血。

（二）并发症

可以发生溃疡的穿孔、幽门梗阻,严重的消化道出血甚至发生失血性休克。笔者曾见过一个13岁的孩子,在"六一"儿童节放假时,拿着自己的压岁钱又是麻辣串又是方便面地大快朵颐,接着呕吐,几次黑便解下来,就发生失血性休克到医院,我们就忙着抢救吧!如果溃疡穿孔殃及腹腔其他器官,就会有腹膜炎、胰腺炎等严重的症状。

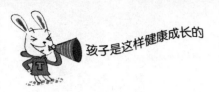

（三）检查

最有效的是胃镜检查,其次是胃肠钡餐(吞那种白粉,即造影剂)。做胃镜时直接取胃黏膜做幽门螺杆菌的检查,是最准确的。其次就是查血液里幽门螺杆菌抗体,可能不如前面的方法准确,但是可以作为诊断的参考,由医师来综合判断。

（四）治疗

1.良好的生活习惯,包括饮食的定时定量,更应该避免短时间内吃大量油煎、麻辣、酸甜的食物,本来"锅"(胃)里面就有伤痕,一下子装了那么多有腐蚀性及硬的东西,承载不了,"锅"通了,纰漏就来了!

2.药物治疗:目前主张联合用药,即奥美拉唑＋阿莫西林、克拉霉素、甲硝唑等抗生素2种,持续1~2周。

3.对于难以控制的出血、幽门完全性梗阻,经72小时保守治疗无效,或是有慢性难治性疼痛的,可以考虑手术治疗。

肺炎、哮喘的那些事儿

一、不可掉以轻心的病：感冒

全名是"上呼吸道感染"，简称"上感"或是"感冒"。而急性鼻炎、急性咽炎、急性扁桃体炎都包括在本病之列。经常听家长感叹："我小时候有'扁桃体'，怎么我孩子也有'扁桃体'？"其实一点不奇怪，这里说的"扁桃体"就是"急性扁桃体炎"。因为孩子在 6 个月后从母体带出的抗体消失，最容易发生"扁桃体炎"等呼吸道感染的疾病，所以见怪不怪。我们儿科门诊发热的孩子，90% 左右都是这种疾病，可见其普遍性。

（一）病因

90% 以上是病毒感染，病毒感染后极易继发细菌感染。感染控制不住向下呼吸道蔓延，就是支气管炎或肺炎。

（二）症状

可以有鼻塞、流鼻涕、咳嗽等，全身症状是发热，甚至有拉肚子、腹痛、呕吐等现象。医生查查也就是嗓子有点红，其他找不到什么不好的地方。这里说说两种特殊类型的"上感"：

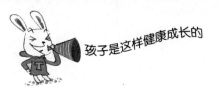

1.疱疹性咽峡炎。好发于夏秋季,老百姓称之为"口疮",表现为发热、流口水,因嘴巴疼不能进食,孩子特别闹人,嘴巴里到处是那种周围有红晕的白疱。有些孩子出现这种症状是手足口病的早期病变,需警惕。

2.咽结合膜热。最突出的表现除了高热、咽痛,就是眼睛红红的。发热可以持续 1~2 周。

（三）跟感冒相似的病

感冒就像外科的阑尾炎,最简单也最复杂。因为许多病早期查不到什么明显的病症,我们都可以说是"感冒"。但是 2~3 天不退烧,我们就会考虑得多一些了。

1.流行性感冒。又称流感,症状和"上感"差不多,但可怕的是其传染性。各国处于高度戒备状态的甲型 H1N1 流感病毒感染,就是属于流感范畴。

2.各种传染病的早期症状,如麻疹、流脑等,开始就是发热,到了一定时间其他症状就出来了。还有可怕的白血病、结缔组织病等,早期也就是发热,没有其他症状,所以"感冒"的情况最复杂。

3.过敏性鼻炎。有些孩子感冒的症状就是鼻子发痒,反复打喷嚏、流鼻涕,碰到冷空气或是花粉季节,症状更明显,但是不发热,这时就要考虑是否有过敏性鼻炎了。

（四）治疗

1.如果没有发热,一般多喝水,注意休息。经常看到报道,说人家外国医生水平如何如何高,发热只给孩子喝点水或是鸡汤,松松衣服,注意休息就行了。我们这里常见到的是,大一点孩子这里发着烧,那里逼着背书包上学,还强调主课必须要上!试想我们大人发热都坐不住,逼着孩子上学,即使坐在课堂里,听课的效果也会打折扣吧?其实人的抵抗力在疲劳时是最低的,2~3 天不退烧,弄得不好还会使感冒加重,并发心肌炎、肺炎,麻烦就来了! 容易反复感冒的孩子,建议从每年的四五月份开始用冷水(自来水)洗脸,即使到了寒冷的冬天,如果孩子情况许可也一直坚持做下去,可以增加对冷的耐受,提高抵抗力。适当增加户外活动,也是提高抵抗力的好办法。

对于发热 38 度左右,没有其他不舒服的孩子,口服点清热解毒的中成药就很好了。发热持续不退就必须在医生的指导下用抗生素、抗病毒的药了。对抗生素持抵触情绪是要不得的。在跟病人沟通不畅时,我们甚至在病历上注明病家拒用抗生素,实在是无奈之举。因为不知哪一天孩子的肺炎,或是其他方面的并发症就来了,或是病情加重,我们很容易就被扣上了一顶"不负责任"的帽子,还是建议用一用抗生素!

发热的孩子一定要多喝点水,衣服少穿点,千万不要捂得太多。体温可以自己退下去的,这就很好。如果体温持续超过 38 度(我们放得比较宽),或者是有发热抽筋病史的孩子,就要早点用退热药了。经常看到一些家长抱着发高烧、已经翻眼睛的孩子来就诊。来了以后一定要插队先看病,弄得不好还要吵架——那个急啊! 医生问过去:"家里有退热药吗?"答:"有啊!"再问:"为什么不喂退热药呢?"答:"怕你们医生不相信我们孩子发热!"还有说:"烧退了,你们就看不出毛病了……"真是无话可说,我们为什么不相信呢? 我们怎么会看不出毛病呢? 这里强调,尤其是在炎热的夏天,您尽管喂退热药,难道让医生相信比避免孩子抽筋更重要吗!

2. 发热持续不退的,就要接受输液治疗了。

3. 问题是有些孩子经常感冒,稍微有个季节变化或是吹吹风的,感冒就来了,再疏忽大意,肺炎、哮喘就会跟上。再追问下去,这样的孩子就是多汗。可以这样说,多汗就是呼吸道感染的罪魁祸首。这时可用全棉的毛巾,或是比较柔软的纸巾放到孩子背后吸汗;如果多汗时经常感冒,服

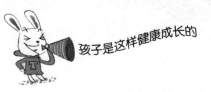

用一些止汗的中成药也可以解决感冒的问题。

二、当心夜间加重、咳嗽声音很粗的病：急性喉炎

多见于两三岁以下的孩子。在称之为咽喉要道的地方发生炎症，是一件危险的事，需要家长高度重视。

（一）症状

起病急，可以有点发热，但是咳嗽是具有特征性的，像小狗叫那样——"空空"的。如果分辨不好再形容一下，试试掐住自己脖子时发出的声音，有点声嘶力竭吧？往往是夜间的症状重。如果出现这种声音，不能再贪恋热被窝，赶紧抱孩子去医院。

（二）治疗

1.需静脉输注抗生素及地塞米松、氢化可的松等。

2.严重的透不过气要吸氧。再严重的就要切开气管了。

三、尘螨、毛绒玩具引发的咳嗽大战：哮喘（吼病）

好像不管南北口音，大家都管这个病叫作"吼"。譬如医生问家长，孩子"喘"几天了？没反应，不明白。再问，"吼"几天了？立刻明白："吼"了三四天啦！但是字典上找不到这个字，只能用"吼"来代替，有点气势汹汹的感觉。细想，恰如其分，这个病的发病就是突如其来、气势汹汹！

这里说说有趣的、与哮喘发病相关的"卫生学说"。前面已经说过，随着居住条件的改善，很多人家都是独自居住，时时事事想着消毒，可讲卫生呢！于是孩子从刚一出生起，接触细菌、病毒的机会少了，接触过敏

原譬如什么动物的皮毛、尘螨、羽绒的机会却多了起来。这就是患"吼病"的孩子,一半左右没有家族过敏病史的由来。而生长在大杂院里的孩子,开门就是大院子,再加上接触的人多,其实就是反复、多次、少量的接触各种病原体,等于在接种不花钱的"流感疫苗",接触过敏原的机会少,患"吼病"的概率就少! 于是随着生活条件的改善,感染性疾病呈下降的趋势,而这个"吼病"的发病却在上升。

也可以这样理解,"哮喘"跟成人的高血糖、高血压、高血脂一样,是个富贵病。下面的统计资料证实了这一点。全球哮喘患病率差异较大,新西兰11%,欧洲13.5%,美国12.4%,新加坡20.9%,我国儿童0.25% ~ 4.63%。发病的普遍规律是发达国家大于发展中国家,城市大于农村,儿童大于成人。中国的哮喘病人大约是3000万,全球的患者保守估计在1.5亿。

2006年全球哮喘防治创议,即著名的"GINA(吉那)"方案,将哮喘定义为慢性气道炎症,引起气道的高反应性。这种炎症不是普通意义上的细菌、病毒感染,而是身体当中的一些细胞在接触过敏原时,释放的损伤因子造成与"过敏有关"的慢性炎症,而气道的高反应就建立在这种过敏性炎症的基础上。

这么说吧,这种有"过敏性炎症"体质的孩子比较"娇气"。譬如说,我们这里农民常常在五六月份焚烧秸秆,烟雾飘至几百里外,总会在一年的五六天里笼罩城市的上空。这时,我们正常的人最多打两个喷嚏,哮喘的孩子就不行了,先是揉鼻子、打喷嚏、流鼻涕,接着"吼、吼"地就来了,而且是防不胜防。再譬如:这里拍拍枕头、抖抖被子,那里"吼";这里孩子哭哭、笑笑、叫叫,那里"吼";这里多跑两步路,那里也是"吼";感冒、冷空气来去之后更是理直气壮地"吼"。关键是"吼着、吼着",小脸就发青了!

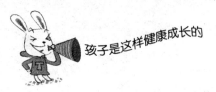

（一）发病机理

哮喘发作的步骤大致分三步走：

1.生命早期接触过敏原,如尘螨(抖被子、拍枕头时这些东西就跑出来了),猫、狗的皮毛,花粉,牛奶,羽毛,棉絮等。

2.促进了特异性(过敏性)体质形成,当然,有些是遗传得来的。

3.在一些诱发因素刺激下,这种特异性体质的孩子就开始"吼"了。

常见的诱发因素有：

1.刺激性气味以及冷空气,还有气压降低。

2.呼吸道感染。

3.突击性强烈的,或长时间的体力劳动,紧张的竞技性运动,情绪波动强烈,诸如大哭、大笑、大叫。经常听到家长抱怨,我这个孩子不动时好好的,稍微动动不是咳就是"吼"。

（二）症状

反复发生的咳嗽和"吼"相伴而行,时轻时重,一阵阵地来,以夜间和清晨明显。发作以前孩子先是揉鼻子、流鼻涕、打喷嚏和胸闷,接着就开始"吼"了。仔细分辨一下,"吼、吼"的声音发生在呼气时,音调很高且尖。严重时孩子大汗淋漓,说话不能成句,面色发灰,不能睡下只能坐着。

还有一种"过敏性咳嗽"或称之为"咳嗽变异性哮喘"的,也是"吼"病家族的成员之一,但是只咳不"吼"。咳嗽往往持续或反复发作在一个月以上,常在夜间和清晨咳得明显,活动后加重,用普通的抗生素治疗无效,治疗"吼"的药可以缓解咳嗽发作。

（三）诊断标准

儿童哮喘的诊断标准是:反复发生的咳喘、胸闷,多与接触过敏原、冷空气,物理或化学刺激,呼吸道感染以及运动有关。发作时医生听到哮鸣音,使用支气管扩张剂(舒喘灵药片或是气雾剂)很快见效等。

（四）分期及分级

根据孩子"吼"的情况,将哮喘分作:1.急性发作期。2.慢性持续期。3.临床缓解期。而在"急性发作期"和"慢性持续期"根据孩子缺氧的程度进行病情的分级,以便指导用药。

老话说"人活一口气",这口气与我们的生命紧密相连。"吼"病就是气体通过的"气道"发生水肿、充血,气体通过困难,于是产生了缺氧和二氧化碳潴留。急性发作期"吼"的时间越长,缺氧及二氧化碳潴留越重,用药效果越是不好,气道的炎症就不会消退,于是进入了慢性持续期。对于慢性持续期,我们是这样分级的:

1.一级(轻度间歇):每周白天发作少于1次,每月夜间发作少于2次,间歇期无症状,肺功能正常提示基本无缺氧。

2.二级(轻度持续):每周白天发作1次或是更多,每月夜间发作至少2次或是更多,行走时出现呼吸困难,但是可以睡平,较安静。

3.三级(中度持续):每天都会"吼",稍微活动出现呼吸困难,喜欢坐着。

4.四级(重度持续):持续地"吼",休息状态时也只能坐着不能睡平,因为严重缺氧,孩子烦躁不安、大汗淋漓、面色发灰。

值得一提的是,哮喘持续状态是"吼"病最严重的一种表现,不及时有效缓解症状,有可能急性致死,真的比较可怕。如果孩子在家用了平时治疗哮喘的药不见缓解,就要立即送医院了。

（五）治疗

现在治疗哮喘的重大改革,就是把过去只能输液或是口服治疗,改成可以直接吸入治疗,减低了药物副作用,提高了疗效,而病情严重时输液及服药成了辅助治疗的手段。

首先强调用药的重要性。笔者的一个表弟幼年即有哮喘病,因为当

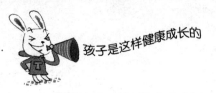

时没有太理想的治疗方法，就没能上学，病魔剥夺了孩子受教育的权利。著名歌星邓丽君死于重症哮喘。还有一个悲惨的故事，一个医务工作者下班换衣服时，把这个救命的药物遗忘在工作服口袋里，结果哮喘病突发，死在回家的路上。

有人担心，长期吸药会对这些药产生依赖。其实，这些控制症状的药就是要长期使用，研究统计资料表明，需规范吸入1～3年才能起到治疗作用。经常见到的是，孩子吸药很快哮喘就不发了，于是擅自停药，潜意识里还是怕长期用药有副作用，但是一遇到诱发因素，又"吼"了。这里告诉大家，通过多年实践，长期抗哮喘药在医生的指导下，有相当可靠的安全性。还有，医生碰到最多的提问是，用这些药是否能打预防针？这里告诉大家，这些药跟预防针没有任何冲突，孩子用药期间只要没有发哮喘或是其他的病，预防针照打不误！不要小看这些药物，随着现代制药技术的提高，这些缓解症状的药物救了很多人性命。

所以，作为气道慢性病，哮喘就像高血压和糖尿病一样，是可以通过用药控制的，而且治疗开始得越早越好。为了便于叙述，将治疗哮喘的药分为两类：

1. "吼"的时候（急性发作时）根据孩子的年纪，可以用"舒喘灵气雾剂""万托林""博尼康尼"一类药，按需吸入，使用剂量每日3～4次。如果不见效，一般不加量，而是和下列缓解症状的药物合用。

2. 缓解症状的药物必须在医生指导下选用，可以适当增加用药次数，或者是几药联用，还可以短时间在医生的指导下，服用强的松和其他作用来得快的平喘药。当然，吸入治疗还要孩子会"吸"才行。4岁以下的孩子不能配合吸入时，可以借助"储雾罐""雾化泵"以增加药物的压力帮着孩子吸入。

用药剂量应该根据每个孩子的具体情况来决定，以最少的剂量达到最好的治疗效果。吸入治疗至少持续 6 个月到 1 年，亦有主张轻、中度发作吸入治疗达 3~5 年，重度发作更要在医生指导下较长期的用药，直至激发实验没有引出症状，才能考虑停药。记住，吸药后的 7~8 秒喝点温凉开水或漱口，可以减轻药物的局部反应。每 1~3 个月请医生评估疗效，此时一般是根据自测的峰速仪图来估。吼喘及咳嗽持续控制 3 个月后，可以降级（减量）治疗。

这里强调，为了配合医生，每天认真画好峰速仪图相当重要，可以日夜监测孩子"吼"的症状！我们看到，有的家长排了几个小时队，好不容易挂到哮喘门诊的专科号，就是忘记拿峰速仪图，医生无法判断病情，只能跑回去再拿！此时家长不理解，说您是医生，您帮我听听就行了。不行，医生听的时间没有发作，不能说明您的孩子就不喘（尤其是夜间），没有别的办法，医生判断病情的转归就是根据那张图。还有，那么重要的东西不可以由着您信手涂鸦，必须按照教您的方法，早晨测的用红笔画点（红点），晚上测的用蓝笔画点（蓝点），然后是红点和红点连线，蓝点和蓝点连线，这样就能准确反映孩子的病情及药物治疗的效果。

峰速仪示意图

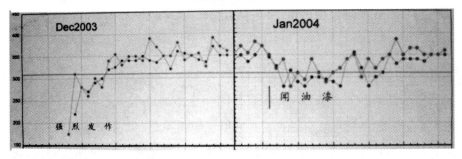

注：早晨用红笔画点（红点），晚上用蓝笔画点（蓝点）；然后是红点和红点连线，蓝点和蓝点连线。

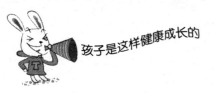

还有,药物效果不好时不要怪这怪那,首先查查孩子"吸药"的方法是否正确。如果吸药时"龇着牙",牙齿恰好挡住药物吸入,怎么会有作用呢?

如前所述,"哮喘"是气道的病,气道的开头就是鼻子,下面才是各级气管。所以"过敏性鼻炎"与"哮喘"往往携手同在,是一个气道不同节段的两个病,实际上是一个病。这就是我们看到的"吼"以前,孩子先揉鼻子、打喷嚏,接下来再"咳、吼"。所以治疗哮喘时必须同时治疗鼻子,才会有事半功倍的效果。

再谈谈哮喘治疗中另一个重要元素,即查找过敏原。权威方面的统计是,我们国家80%~90%的过敏原是尘螨。因此,避开尘螨就是治疗中一个重要的环节,其措施包括经常晾晒床垫及被褥,不使用羽毛或木棉作为枕头,避开长毛绒玩具和不让宠物进入卧室,清扫房间时让"小吼子"暂时离开,不使用全毛地毯等。再有,治疗哮喘还有脱敏疗法,是否需要就由医生来定了。

还有一个问题,即这些哮喘的孩子往往多汗。前面已经说过,多汗是呼吸道感染的罪魁祸首,可以用全棉的毛巾或是柔软的纸巾放在背后吸汗,发作频繁时服用一些止汗的中成药,一定程度上也能减少哮喘的发生。

(六)哮喘的教育和管理

笔者常和家长开玩笑说,我们是同一个战壕的战友!对于哮喘这种慢性病,更要结成医患统一战线。这里想要说得是,针对哮喘病因进行预防很重要。尽量避免各种诱发因素,让孩子尽可能多一些户外活动,多接触大自然,试试让孩子天天洗冷水脸,如果做得好冬天也不间断,或是适当地游泳(但是游泳诱发哮喘就不能游了),增强对冷的耐受,有增强体质的作用。对于已经发病的孩子,长期正确使用缓解症状的药物治疗,是预防复发的关键。

（七）预后

儿童处在生长发育的阶段，各脏器都有一定的代偿功能，因此哮喘的预后较成人好。约 70%~80% 的孩子年长后（大约是青春发育期开始）症状不再反复，但仍然存在不同程度的气道炎症和高反应性，遇到强烈的诱发因素时有可能再次发作。

四、冬、春季节呼吸道杀手：肺炎

有人戏称我们儿科医生是"肺炎"专家。是的，"肺炎"为孩子最常见的疾病，一年四季均有发生，但是以寒冷的冬、春季节常见。主要是进行气体交换的肺泡发生了炎症，新鲜的氧气不能进入，废气（二氧化碳）不能排出，就发生了缺氧。而这个缺氧是身体全方位的，严重的缺氧就会有抽搐、心脏及呼吸衰竭，发生在肠道的缺氧可以有拉肚子及呕吐，严重的甚至解血便。

（一）分类

经常碰到家长问：我孩子的肺炎要紧吗？我们根据病情把肺炎分成以下两种类型：

1. 轻型肺炎。仅有 38 度左右的发热、咳嗽，肺部有杂音（啰音），可能有一点点拉肚子，但是孩子精神很好，不误吃、不误玩的，一般治疗 7~10 天就可以痊愈了。

2. 重型肺炎。除了发热、咳嗽，还会有严重的缺氧，出现呼吸、心力衰竭，甚至发生抽搐及休克，死亡率较高。3 个月以下小婴儿的肺炎，即使刚入院时没有其他并发症，但因为脏器功能不成熟，病情变化难以预料，所以也归入重型肺炎范畴。

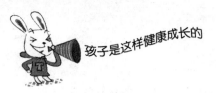

（二）几种特殊类型的肺炎

1. 病毒性肺炎。一般发生在冬、春季节,无一例外都是 2 岁以下,尤其是 6 个月以内的小婴儿。可以有严重的咳嗽,甚至发高烧。并发症多,恢复得慢,拖的时间长,病死率较高。

2. 金葡菌肺炎。全名是"金黄色葡萄球菌"肺炎,这种细菌是毒力最强的细菌之一,其特点是可以"穿山打洞",所到之处"打洞"的结果就是化脓。譬如说,到了脑部就是化脓性脑膜炎,到了肺里就是化脓性肺炎。金葡菌肺炎一般发生在小婴儿及抵抗力低下的孩子身上,一开始就是发高烧、咳嗽,皮肤上可以有各种皮疹,甚至有呕吐及腹胀,严重的发生休克。肺部的片子可以看到有脓胸及脓气胸。

3. 支原体肺炎。以剧烈而长时间的咳嗽为显著的特征,一般痰不多,严重的甚至像百日咳一样顽固而持久地咳嗽。可以有发热,但一般是中等热度的发热,发热持续时间绝对不会有咳嗽时间长。

（三）治疗

1. 一般是静脉用药,用药时间是体温正常后 5～7 天,支原体肺炎治疗的时间是 2～3 周。

2. 对症治疗:缺氧的要吸氧,及时清除鼻腔分泌物;有脓液或是气胸的,就要把脓液、气体抽出来。尽可能地多抱抱孩子,给孩子拍拍背,以利于痰液的排出。有发烧的孩子要用退热药。严重的咳嗽,甚至影响孩子日常生活的,就要在医生指导下用药了。

心脏、血管篇

一、判断先天性心脏病是否严重的基本常识

胎儿期因为没有自主呼吸,孩子左右心腔及大血管之间是相通的。出生时随着第一声啼哭,自主呼吸建立,这些通路就应该相继关门,心脏从此形成四个彼此不相通的房间(腔隙),血管也是"鸡犬之声相闻,老死不相往来",各走各的路。而先天性心脏病,就是"胎里带出的心脏病",就是心脏、血管该关的门不关、该走的路不走,麻烦随之产生。

(一)病因及预防

孩子在心脏发育期间,任何因素使心脏发育停止,都可以产生心脏畸形。

1.内因:如染色体异常或多基因受损。前面说过那个较劲的家长,第一个孩子是"先天愚型",第二个孩子就是"先天性心脏病",这就是比较典型的染色体异常。还有,同一个家庭中可以有数人,同是一种先天性心脏病。

2.外因:怀孕早期(停经3个月以内)妈妈有流行性感冒、流行性腮

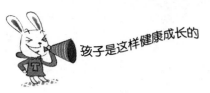

腺炎等病毒感染,或接触放射线、服用某些药物(抗癌及抗癫痫药),或是有叶酸缺乏、糖尿病等,均有可能导致孩子有先天性心脏病。

其实大多数先天性心脏病的病因并不清楚。笔者经常听到抱怨,我怀孕时哪儿、哪儿都好好的,孩子这个心脏病怎么就来了呀?因此,怀孕早期在医生指导下适量补充叶酸,避免与发病相关的因素接触,切记少去扎堆凑热闹,保持一个良好的心态及健康的生活方式,都有着积极的预防意义。

(二)护理

近年来,随着各种先进仪器的应用,给心脏开刀的医生本事见长,先天性心脏病的预后已经大为改观。但是没有手术之前,我们需小心护理。

1. 当孩子被确诊为先天性心脏病时,应根据病情适当安排孩子的活动量。无症状的可以和正常孩子一样活动;有症状的尤其是活动后青紫加重、上气不接下气的,应该限制活动量,避免情绪激动如大哭大闹,甚至大笑;再严重如发生心衰的就要卧床休息了。

2. 对这样的孩子,我们只能付出加倍的耐心,应少量多餐,用小勺或是合适的奶嘴喂养,以吃东西时不引起孩子呛咳及吃得不费力为标准。注意供给孩子充分的营养,就是我们前面说过的如蛋白质、糖、脂肪,还有维生素及各种微量元素等。饮食方面少油腻,清淡些,多食水果及蔬菜,保持大便通畅。

3. 预防感染,包括按时打预防针,注意气温变化适当增减衣服,少去人多的地方凑热闹。一旦有发热、咳嗽等症状,立刻抱去医院,医生真的和家长是同一战壕的战友!

4. 对嘴巴及手指甲、脚趾甲发紫的孩子,在天热多汗、发热或拉肚子、呕吐时要多饮水,可以有效地防止并发症。同时注意孩子是否有嘴巴歪、一侧手脚不灵便等现象,这些都是就医的信号。

5.如果是青紫的孩子一下子晕厥,记住抱的时候应该将孩子两条腿弯曲至胸前(膝胸卧位),以减少血管回心血量,并立即送医院。

（三）分类

心脏是生命之本,但是没有必要一听到心脏病就害怕,心脏病是否影响孩子的生命,取决于畸形部位和缺损的大小。孩子嘴巴及手指甲、脚趾甲常年是紫的,说明有整个内脏的缺氧,是心脏病比较严重的表现。所以,心脏病的分类主要根据是否有青紫分成下列三种类型。

1.潜伏青紫型。这种类型一般情况下孩子没有青紫,但是在哭、吃奶或是有肺炎时,嘴巴出现青紫。常见的有室间隔缺损、房间隔缺损,还有动脉导管未闭等。这种潜在间歇性青紫的心脏病早期相对来说较轻,但是如果不治疗、不注意保护,到了晚期病情加重,就会出现持续性的青紫,此时病情已经严重到不能手术治疗,预后绝对不良的地步。

2.青紫型。即无论何种情况,孩子的嘴巴周围,甚至手指甲、脚趾甲都是紫的。最常见的是法洛氏四联症(简称"四联症")。

3.无青紫型(无分流型)。即左右心脏和大血管之间没有异常通路。譬如说右位心,这种孩子弄得不好阑尾在左边(整个内脏是反的,一般不影响寿命)。单纯大动脉的畸形,如主动脉、肺动脉狭窄,血管狭窄的越严重,危害越大。

还有,严重的心脏病会影响生长发育,譬如说8个月的孩子只有人家4个月大小,还老是有肺炎,甚至心衰等,说明病情比较严重。下面介绍几种常见的先天性心脏病。

二、心房的缺损（房间隔缺损）

左右"心房"在胚胎发育过程中出现了异常,该关闭的没有关闭,就

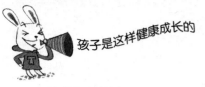
是房间隔缺损。

（一）症状

房间隔缺损小的孩子大多无症状，或是医生检查时发现心脏有杂音。少数缺损大的孩子随着年龄增长，症状日渐明显，可以表现为面色苍白，体形瘦长不长肉，活动后会有呼吸急促，反复的"肺炎"，甚至发生心衰。确诊可以借助 X 线片、心电图、超声心动图，以及磁共振、心导管和心血管造影。

（二）治疗

小于 3mm（毫米）的缺损有望在 3 个月内自然闭合；大于 8mm（毫米）的缺损，是外科手术或内科经心导管闭合治疗的适应症。最佳手术时间一般选择在 2 岁左右。症状明显者，应该在诊断明确后立即接受闭合治疗。对反复发生肺炎及心衰，内科治疗不奏效的小婴儿，应考虑急诊手术治疗。而症状不明显的，若家长要求，可以在学龄前接受治疗。

三、心室的缺损（室间隔缺损）

顾名思义是左右"心室"之间的缺损，也是最常见的先天性心脏病。譬如听说某孩子是先天性心脏病，您尽管开口说是"室间隔缺损"，至少猜对的概率有一半，因为这种缺损占整个先天性心脏病的 50%！

（一）症状

缺损直径小于 5mm（毫米）是小型缺损，一般没有症状；直径 5～15mm 是中型缺损；而大于 15mm 的是大型缺损，生后不久就会有声音嘶哑，喂养困难，明显的生长发育不良，如 8 个月的孩子只有人家 4 个月大，活动后呼吸加快、多汗，反复患呼吸道感染及心力衰竭。确诊同样可以借助超声心动图、X 线片等。

（二）治疗

因为部分中小型"膜周部"和"肌部小梁部"缺损在 1 岁以内,少数在 5 岁以内有自然愈合的可能,可以先在门诊随访至 5 岁。而"肺动脉下"或"双动脉下"的缺损很少能闭合。症状不明显的,可以适当延缓手术治疗时间,但应在学龄前接受治疗。症状较明显的孩子,诊断明确后即接受闭合"室缺"的治疗。反复患肺炎、心力衰竭经内科保守治疗无效的小婴儿,应考虑急诊手术治疗。

四、大血管的缺损（动脉导管未闭）

心脏的大动脉之间有一条小路,这就是动脉导管,是胎儿期血液循环的重要通道。生后 15 个小时,这条小路就开始关闭。到生后 1 年内因为血流中断,最终萎缩形成了一根韧带。如果这条小路该关闭时不关,称作动脉导管未闭。

（一）症状

同样的,缺损细小者可以没有症状,而粗大者可以有咳嗽、气粗、生长发育落后、易患呼吸道感染等症状。

（二）治疗

对于不同年龄、不同大小的动脉导管未闭,均应及时手术或经心脏介入方法予以关闭。相对来说,手术方式简单,预后良好。早产儿的动脉导管未闭,可以根据病情而定,但仍有 10% 的孩子需手术治疗。对于某些先天性心脏疾病如完全性大动脉转位、肺动脉狭窄等,依赖动脉导管这条小径维持血液循环时,可以使用前列腺素 E 以维持动脉导管的开放,延

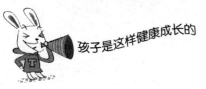

续孩了的生命。

五、大动脉狭窄（肺动脉狭窄）

这根血管来自于右心室,是把带有较多废气（二氧化碳）的气体输入肺部。如果肺动脉狭窄,右心室就要使出比平时大一倍的努力来完成泵血,就意味着右心室的负担加重,最终影响血液循环。

（一）症状

轻度狭窄可以完全无症状。中度狭窄在 2～3 岁内无症状,但年长后可出现劳力后呼吸困难、胸闷及乏力,但不会有嘴巴发紫。重度狭窄者活动后即出现心慌、气短及乏力,如果同时有颈部血管（颈静脉）跳动明显,意味着病情严重。晚期可发生晕厥及胸痛,提示病情严重,应着手准备手术。

心电图、超声心动图等可以助诊。而最有意义的是右心导管检查,右心室与肺动脉之间存在"跨瓣压力阶差",压差大于 10mmHg 即可确诊。

（二）手术适应症

1. 临床无明显症状者不需手术治疗。
2. 理想的手术年龄是 5～12 岁,一般不宜超过 25 岁。

六、四种畸形并存的心脏病（法乐氏四联症）

1888 年,法国医生 Etienne Fallot 详细描述了该病,故而得名。这种心脏四种畸形同时存在的疾病,会导致孩子长期慢性缺氧、嘴巴发紫。而长期慢性缺氧又会使身体造出比正常人多许多的红细胞,以增加带氧的功能。此时有点像生长在高原地带的西藏人,他们长期处于一个相对缺氧的状态,西藏人的红细胞就比我们要多。红细胞增多虽然增加带氧,但是血液变浓了,血流变得缓慢易于凝结,最终血栓形成。糟糕的是这个血栓随着血液到处流动,流到脑子里就是"脑血栓",流到心脏就是附着在心脏内壁上的血栓。而血液又是细菌的最好培养基,血栓培养出细菌就是"脑脓肿"及"细菌性心内膜炎"。

(一) 症状

1.最显著的特征是青紫,这种青紫多见于嘴唇、手指甲、脚趾甲,青紫往往在活动、大哭之后加重。

2.孩子在一段行走或是游戏后,会主动蹲下来。不会走的孩子,常喜欢大人抱起,两条腿屈曲。

3.手指、脚趾末端肿大如鼓槌。

4.吃奶的孩子可以在吃奶、哭闹时,出现呼吸困难,甚至晕厥死亡。

5.借助 X 线、超声心动图等,可以确诊。

(二) 治疗

1.内科治疗包括前面所述的护理,很重要。合理喂养、多饮水,预防脱水,防止血栓形成。如有感染,应积极控制,防止心内膜炎的发生。缺氧发作时,轻者将孩子两条腿屈曲到胸前,重者应立即吸氧。

2.近年来随着外科手术水平的不断提高,本病根治术的死亡率在不断下降。对于青紫严重,缺氧发作频繁的孩子,应尽早施行手术治疗,可于婴儿期甚至更早期施行手术;症状较轻的也应该在 2 岁以内接受根治手术。

七、"牛头对着马嘴"的完全性大动脉转位

这是胚胎发育过程中,应该在"左心室"的血管连接到"右心室",应

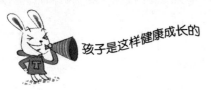

该在"右心室"的却跑到"左心室",往往伴有其他心内畸形,这就是"牛头对着马嘴"的完全性大动脉转位。男孩子及母亲是糖尿病的,或是怀孕初期使用过激素及抗惊厥药的,会使发病率增高。如不治疗,约90%的患儿在1岁以内死亡。

（一）症状

绝大多数患儿在出生1个月以内就出现全身性青紫,如果同时有动脉导管未闭,就会出现差异性青紫,即上肢青紫比下肢重。生后3~4周会有喂养困难、多汗、呼吸急促等症状。借助X线、超声心动图等可以确诊。

（二）治疗

1. 诊断后首先纠正低氧及酸中毒。

2. 暂时缓解缺氧的手术（姑息性治疗方法）,有球囊房隔成形术、肺动脉环缩术。

3. 根治性手术,可以在生后1~12个月内进行。

八、病情轻重不一的病毒性心肌炎

（一）病因

引起孩子心肌炎的病毒有数十种,如柯萨奇病毒、麻疹及腮腺炎病毒等。值得注意的是,新生儿期柯萨奇病毒B组可导致群体性流行,死亡率高达50%。

（二）症状

1. 病情轻重不一,轻的孩子会没有力气、心慌胸闷,少数孩子会有心力衰竭及各种早搏,严重的会有心源性休克及猝死。

2. 发病同时或发病前1~3周有感冒、麻疹、腮腺炎等病毒性感染疾病。

3. 心电图可以发现各种早搏、心跳过快（心动过速）等，心肌酶谱升高及肌钙蛋白阳性。

4. 超声心动图检查可以显示有无心脏扩大、心包积液、心肌功能受损等。

5. 分离到病毒（但是很难），或是各种特异性病毒抗体阳性，有助于诊断。

（三）治疗

1. 一句老话叫作"三分治疗、七分护理"，这个病重要的就是休息。急性期需卧床休息，以减少心脏负担，至少休息到热退后 3～4 周。所以这里发着烧，那里还要孩子背书包上学的事，最好不要发生。

2. 对于处于病毒血症早期的孩子，可以选用抗病毒的药物，还要加用营养心肌的药。疗程是10～14天，同时选用大剂量维生素 C 等。

3. 在医生指导下，根据病情选用丙种球蛋白、皮质激素以及"心律平"等抗心律失常药，心衰时就要用"西地兰"或是"地高辛"。

九、须小心呵护的心力衰竭

心脏射血的功能下降，不能满足全身组织代谢的需要，称之为"心力衰竭"，是儿童时期的危重症之一。

（一）病因

1 岁以内引起心脏射血功能下降，出现心力衰竭，最常见的是先天性心脏病；稍大些孩子常见的是病毒性心肌炎、川崎病、心肌病、风湿性心脏炎等。

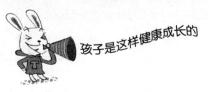

（二）症状

主要表现为烦躁、没有力气，喂养困难、尿少，活动后心慌、气急，还会有咳嗽等。病情严重的不能睡平，出现水肿，反复呼吸道感染。如果有阵发性呼吸困难，需送医院住院治疗。

（三）治疗

1. 充分的休息和睡眠可以减轻心脏负担。根据病情选择平卧或是半卧位，以使孩子最舒服的体位为宜。吃的东西清淡、少盐并易于消化，保持大便通畅。

2. 迄今为止治疗心衰的，就是"西地兰""地高辛"类药物，这类药的作用是增加心脏的动力。如果效果不好，医生还会加用"双克""氨苯蝶啶""螺内酯"等利尿剂，以减轻心脏负担。对于顽固性心力衰竭，会加用使血管扩张的药物，这些药物包括"卡托普利""依那普利"等。在医生指导下按时按量服药至关重要。

3. 服药期间定期去医院做心电图检查；发现孩子有恶心、呕吐，或是有嗜睡、视力异常（看东西是黄色的）等现象，需立即就诊。

十、"多事"开关与电灯之间的纠葛：小儿心律失常

正常心跳冲动的发动者是"窦房结"。换言之，凡是从"窦房结"发出的，就是正常的心跳冲动，医学上称作"窦性心律"。这个心跳的冲动，像百米接力赛那样沿着心脏里特有的传导系统，一级一级传导下去。如果心跳的"发动者"及"传导系统"出了问题，就会使心跳失去正常，我们称之为"心律失常"。孩子的心律失常可以是先天的（胎里带出来的），或生理性的（即不属于疾病），也可以是很多疾病引发的（病理性的）。心律失

常的主要危险是心脏泵（射）血的功能降低，严重的出现缺氧，可能引起晕厥或猝死。孩子常见的心律失常有：

（一）不该发生的心跳：早搏（期前收缩）

这时候"窦房结"不再是心跳起搏点的唯一。原本一个开关拉亮一盏灯，现在是几个开关（我们称之为"异位起搏点"）来拉一盏灯，就使整个心跳乱套了，这就是早搏，又叫作期前收缩。这里包括心房异位起搏点发出指令的，叫作"房性早搏"（房早）；心室异位起搏点发出指令的，是"室性早搏"（室早）；房室交界处的异常心跳指令称之为"交界性早搏"。在心电图上，各种早搏都会出现特有的图像，需要专业的心电图医生做出诊断。

1. 早搏常见的原因：可能是疲劳、紧张或是自主神经（支配内脏活动的神经）功能不稳定，也可能是心肌炎、各种心脏病、药物中毒或是心脏手术及电解质紊乱。

孩子的心律失常较成人轻，早搏次数不多的没有感觉，个别大一点的孩子可以述说胸闷、心慌，严重的会有晕厥和猝死。

2. 早搏的治疗：

（1）孩子自己没有感觉，早搏次数不多的不需要治疗。

（2）早搏虽然很多，在心电图上连在一起集中出现，但是早搏的形态是一样的，说明"异位起搏点"是一个，我们称之为"二联律""三联律"。联律在活动后减少甚至消失，就不需要治疗。这种情况可以持续多年，但不少最终可自行消退。

（3）心电图上早搏形态不一样，说明心跳的"异位起搏点"是多个，我们称之为多源性者，可以在医生的指导下用点心律平、心得安等。"房早"用了上述药物无效的可以改用地高辛、西地兰；"室早"必要时可以用利多卡因、美西律等。

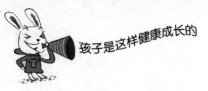

（4）针对病因治疗各种原有的心脏病。

（二）心跳接力赛中往返奔跑的冲动：阵发性室上性心动过速

简称"室上速"。是其他电灯开关（异位起搏点）产生的冲动，短时间内在心跳传导线路上往返不停地发出指令，产生了多个不该有的心跳，于是就有了这种快速的心律失常。总体来说，"室上速"对药物治疗反应良好，但易于反复发作，不及时治疗会发生心力衰竭。

1. 这种心跳紊乱的原因：大多数是没有心脏疾患的健康孩子。当然，也可以发生在各种心脏病及心肌炎的患儿身上。疲劳、紧张、过度换气，以及做心脏手术和心导管检查时可以诱发。

突然发生的这种心跳加快是很不舒服的，孩子可能出现烦躁不安，面色青灰，说话不能成句的现象，有时会呕吐及干咳，大一点的孩子会说心慌、头晕等。一次发作时间长短不一，可持续数秒至数日，摸摸孩子的脉搏，发现此时的脉搏很快，可以在每分钟160次以上。等到发作停止时心跳减慢，一切恢复正常。发作持续超过24小时会引发心力衰竭。

2. 治疗"室上速"：

（1）对于健康的孩子很简单，可以用手指或是小勺子伸进孩子嘴巴，刺激嗓子之后出现恶心、呕吐；大一点的孩子，可以让孩子深吸气后屏住呼吸；还可以让孩子屏住呼吸脸浸入冷水中5~7秒钟，这三种方法都可以恢复正常心跳，都是很好的自救方法。

（2）上述方法无效或是有效但很快复发，就要送至医院急诊。

（3）个别药物疗效不佳的，可以采取电学治疗，包括直流电同步电击转律，还可以使用经食道心房调搏或经静脉右心房内调搏，以终止发作。

（4）射频消融术：在药物治疗无效而又发作频繁，逆传型房室折返型可以考虑使用此法，以消灭那些不需要的电灯开关（异位起搏点）。

（三）险象环生的室性心动过速

是一种严重的快速心律失常，可以发展成心室颤动，致心源性猝死，同时有心脏病的病死率达 50% 以上。发病原因是各种心脏病、心肌炎，还有心脏手术、心导管检查时引发；感染、缺氧、电解质紊乱也是重要的诱发因素。但有不少病例无法确定病因。

这种险象环生的疾病，起病症状和上述的"室上速"很相像，但是更严重，可能有晕厥、休克和心力衰竭，需立即送医院抢救。首选的药物是利多卡因，必要时每 10～30 分钟重复一次，此药能控制心动过速，但作用时间短。伴有血压下降或心力衰竭者首选同步直流电击复律，转复后再用利多卡因维持。预防复发可用美西律等药物。

（四）"塞车"的心跳冲动：房室传导阻滞

顾名思义，就是心跳冲动下传时间延长，或是根本就传不下去。医学上将这种传导故障分成三度。

I°（一度）房室传导阻滞：虽然心跳冲动传导时间延长，但是最终还是能传下去。I° 房室传导阻滞见于健康的孩子，也可以由各类心脏疾病引发。

II°（二度）房室传导阻滞：心跳的

信号不能完全传下去，很可能是心房跳三下，而心室只跳一两下，即心室总是比心房跳动减少（脱漏）。通常分成以下两种现象：

1. 莫氏 I 型。又称为文氏现象，就是在固定不变的时间里，心跳下传的时间逐渐延长，最终少了一次心室的跳动。

2. 莫氏 II 型。心跳下传故障的次数固定不变，由此产生心室不跳动的次数也是固定不变的。度传导阻滞见于各种心脏疾病、严重的缺氧或是心脏手术之后。

III°（三度）房室传导阻滞：又称完全性房室传导阻滞，心跳的信号完

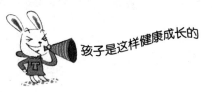

全传不下去,于是心房归心房跳,心室归心室跳,但是心室跳动的频率会比心房减少。III度传导阻滞在孩子中是非常少见的,可以是先天性的,也可以是后天的。在先天性III度房室传导阻滞里,50%的孩子没有心脏形态异常,后天性的以心脏手术后引起最常见。

综上所述,I度传导阻滞因为血流循环改变不大,孩子无不适主诉。II度、III度传导阻滞随着心室罢工的次数增多,就会出现胸闷、心慌、晕厥,甚至休克。

可以想象,I度阻滞着重病因治疗,预后较好;II度阻滞也是针对病因,当心室罢工次数太多时,可以在医生的指导下服用阿托品、异丙基肾上腺素;III度阻滞需针对病因纠正缺氧、酸中毒,由心肌炎或手术暂时损伤引发的,可以用地塞米松、强的松等激素消除病灶的水肿,口服阿托品、麻黄碱、异丙基肾上腺素等,严重的就要改为皮下或静脉注射。反复发生急性晕厥、休克,就要安装心脏起搏器了。

肾脏病篇

一、起源在肾脏的肾脏疾病：原发性肾小球疾病

"原发性"又称特发性，是指发病时大多原因不明，病变以肾脏为主，少部分由细菌感染或药物所诱发。根据其从发生到发展，直至最后是否能痊愈，分成以下几种类型：

（一）肾小球肾炎

1.急性肾炎。又称急性肾小球肾炎，为急性起病，以血尿、蛋白尿、水肿和高血压为主要症状，其病因与感染有关。疾病的过程多在 1 年之内，95% 的病例可以完全恢复，小于 5% 可有持续尿异常，死亡率在 1% 以下。

2.急进性肾炎。起病类似上述急性肾炎，但肾功能多于发病数周至数月内急剧变坏，早期出现急性肾衰竭。如缺乏积极有效的治疗措施，预后严重，死亡率高。

3.迁延性肾炎。

(1)有急性肾炎的病史，之后血尿或蛋白尿持续存在达一年以上。

(2)还有一部分孩子没有明确急性肾炎病史，血尿和蛋白尿持续存

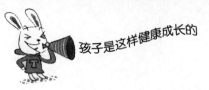

在超过半年,但是没有肾衰竭或高血压。

4.慢性肾炎。以水肿、高血压、蛋白尿、血尿及肾功损害为基本表现,病程超过一年,最终将发展成慢性肾衰竭。还有一部分孩子平时好好的,最多偶然出现眼睛的浮肿,结果一上来就是尿毒症,这就是我们所说的"隐匿性慢性肾炎"。

(二)肾病

全称是"肾病综合征","肾病""肾炎"仅一字之差,但是麻烦的程度却差之千里。主要表现为"三高一低":即严重水肿的同时出现胸水、腹水;大量蛋白尿 + + + ~ + + + +(加号越多,表示体内的蛋白丢失越多),高脂血症(血浆胆固醇 > 5.7mmol/L),血浆白蛋白 ≤ 30g/L(低蛋白血症)。只要具备大量蛋白尿和低蛋白血症,诊断即可成立。

(三)孤立性血尿、蛋白尿

1.孤立性血尿

单独出现血尿而无其他异常,称为儿童孤立性血尿。这样的孩子基本没什么不适,经常是家长发现小便颜色加深,在门诊做尿常规检查时,发现尿潜血(+)即加号而确诊。这种不明原因的血尿,既可为肾脏本身病变,也可以是全身性疾病的一个症状。再谈谈血尿的概念:1000 毫升小便中含血量超过 1 毫升,我们就可以看到小便里有血,即"肉眼血尿";而有的血尿因出血量少,需在显微镜下才能看到,称之为"镜下血尿"。

发现小便有血,还应该用相差显微镜查查尿中红细胞形态:如果尿中红细胞形态大小不一,且超过80%,说明这些红细胞来自于肾小球,符合儿童孤立性血尿的特点;而尿中红细胞均匀一致,说明红细胞来自于其他部位如肾小管,这就可能是尿路结石或是肿瘤、感染等。

这种不痛不痒的"孤立性血尿"是否会对孩子造成影响,取决于"病因"。随着对遗传性肾炎的深入研究,一般上两三代的血缘关系里有相同病史的,有"遗传性肾炎"的可能。近年药物性肾损害日益受到重视,不当应用抗生素可引起肾损害,以致出现儿童孤立性血尿,在儿科尤为重要而不可忽视。

还有一部分孩子在感冒、拉肚子或泌尿道感染的几小时至 1 ~ 2 天内出现肉眼血尿,化验时可以看到血液里"IgA"升高。如果做肾脏穿刺,病理报告可见肾小球系膜区以"IgA"为主的免疫复合物沉积,称之为"IgA(系膜)肾病"。一般发病年龄在 10 岁左右,部分"IgA(系膜)肾病"数年后可能发生慢性肾功能不全。这样的孩子平时慎用对肾脏有损害的药物,尽可能避免感冒等感染性疾病的侵扰,避免过劳,并需长期随访。

儿童孤立性血尿有反复发生的特点,所以建议在孩子肉眼血尿消失后,还要定期去医院检查小便,因为各种原因还可能使血尿复发,不要轻易误认为是痊愈。

2. 孤立性蛋白尿

每升小便里的蛋白含量超过 100 毫克就是蛋白尿。仅尿蛋白量排出超过正常,而其他各项检查基本正常,称之为"孤立性蛋白尿",有下面几种类型。

(1)"暂时性"或"一过性"蛋白尿。于发热、心力衰竭或拉肚子脱水时,出现暂时性蛋白尿,但是肾脏功能正常。运动后(赛跑、足球等)也可有暂时尿蛋白排出增多,这时尿蛋白加号很少超过两个(+ +),通常持续数小时,一般不超过 24 小时,经休息或正常活动时,尿蛋白消失。

(2)姿势性或直立性蛋白尿。仅于直立位或采取脊柱前突姿势时尿蛋白排出增加,而睡下时(卧位)时尿蛋白排量正常。又根据出现的频率分为暂时性及固定性两种:"暂时性"是指直立时尿蛋白不一定每次都增加;而"固定性"则凡是直立位,尿蛋白排量就超过正常。直立性蛋白尿见于 2% ~ 5% 青春前期的青少年,30 岁以后少见。在人群普查中发现的

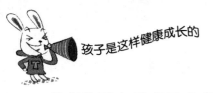
无症状蛋白尿多属此类。其中暂时性者 70% ～ 80%，固定性者 15% ～20% 。

此类患儿多系体检或尿筛查中偶然发现，可借直立试验予以证实。这样的孩子尽量避开引出尿蛋白的体位（如直立或是腰椎前突位站立），定期检查肾功能及血浆蛋白，避免过劳和使用对肾脏有害的药物。

（3）持续性良性蛋白尿。此类孩子无论是直立还是卧位，均排出较多的蛋白，但直立位时加重。一般无其他症状，各项检查值均属正常范围。这样的情况在普查中，可占无症状蛋白尿的 5% ～10% 。因为某些肾小球疾病早期可仅表现为持续性蛋白尿（如系膜增生性肾炎、肾硬化、糖尿病、肾病等），所以医生对持续性蛋白尿，诊断为"良性"会十分慎重，一般会让你带孩子定期查小便，发现问题还要查血。

二、起源在其他地方的肾脏疾病：继发性肾小球疾病

开始的病变是在身体其他部位，而肾小球病变仅作为全身性疾病的一个构成部分，有点城门失火，殃及鱼池的味道。这类疾病中常见的有：

（一）紫癜性肾炎

通常男孩多于女孩。开始发病时医生说是"过敏性紫癜"，接着化验检查就发现有血尿了，称之为紫癜性肾炎。"紫癜性肾炎"可持续数月或数年。据统计，1% 发展成为慢性肾脏疾病，0.1% 发生肾功能障碍，甚至尿毒症。

（二）狼疮性肾炎

是一种多见于青年女性的自身免疫性疾病，病变可侵犯皮肤（特点是脸上有蝴蝶斑），如果有肾脏的损伤，称之为"狼疮性肾炎"。可见血

尿、蛋白尿,严重者可致肾衰竭。

(三) 乙肝病毒相关性肾炎

乙肝病毒伤害到肾脏,就称为"乙肝相关性肾炎",简称"乙肝肾炎"。儿童患者较成人多见,男性多于女性。这种病一开始是蛋白尿、血尿,有水肿和腹水,进一步查血,就会发现乙肝病毒阳性和肝功能损害(表现是转氨酶升高)。所以我们看到在乙肝流行区,肾炎发生率高,而肾炎的孩子同时有"乙肝病毒"感染的,也明显高于其他地区。如果同时有血压升高和肝肾功能不正常的孩子,预后较差。

(四) 其他

主要指的是某些毒物、药物引起的肾脏损害。

三、有家族病史的肾脏疾病:遗传性肾炎

(一) 先天性肾病

又称"先天性肾病综合征",为常染色体(男女共有的那 22 对染色体)发生异常,先天性梅毒及病毒感染也可诱发本病。通常生后 3 个月内发病,出生时即有明显蛋白尿,镜下血尿也常见,大多数肾功能正常。母亲孕期常合并妊娠中毒症(即水肿、高血压和蛋白尿)。

本病预后差,病死率高,绝大多数在生后一年内死于感染。常用的治疗手段无效,肾移植是最佳选择。故应力争产前明确诊断,以考虑是否终止妊娠。妊娠 16 ~ 20 周后可检测孕妇血或羊膜穿刺液,检查 α - 胎儿蛋白,以明确诊断。

(二) 遗传进行性肾炎

属一种家族性慢性进行性肾炎,临床特征以血尿为主,部分病例可表现为蛋白尿或肾病综合征。常伴有神经性听力障碍及进行性肾功能减

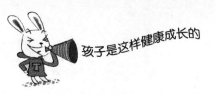

退。发病可早在出生后第一年,且多发生于男孩。至今尚无特效治疗方法。而做好遗传咨询,进行生育指导,是降低发病率最好的方案。

（三）家族再发性血尿

又称良性家族性血尿、家族性血尿综合征。以反复血尿,但是肾功能正常和有家族史为临床特点。部分孩子除血尿外,可伴有尿蛋白、高血压,极少数患儿可发展至肾功能不全。对本病症的血尿尚无有效疗法,须进行长期追踪观察。

四、脓疱疮之后眼睛肿了：当心急性肾炎

这个病又称为"急性肾小球肾炎"。肾脏是人体最大的排泄器官之一。我们可以把肾脏的基本组成单位"肾小球"看作是一种精致的过滤筛,它把通过肾脏血流中的废物先过滤,再通过肾小管排泄。当然,肾小管排泄时,还会用各种讨价还价的方式,把对人体有用的东西重新吸收回来。

孩子有脓疱疮或是猩红热时,一种特殊的细菌(溶血性链球菌)侵犯人体,产生了肾小球的急性炎症。发炎的肾小球红肿,小便里就会有红细胞即血尿;当肾小球的过滤功能受到影响,水分及有毒产物排泄不畅,就会出现水肿及急性肾衰竭。水肿还会使血容量增多,血压随之升高。

（一）症状

肾炎病情轻、重悬殊。一般来说应首先引起重视的,就是早晨醒来孩子眼睛肿起来了,不出两三天腿和脚也肿起来了。引起恐慌的是小便像洗肉水一样(肉眼血尿),还有一部分孩子小便颜色呈烟灰色及浓茶样,其实也是血尿。实际上,血尿的颜色与病情轻重无关,与小便的 PH 值(酸碱度)有关。如果酸性小便发生血尿,就会呈现出烟灰色或是浓茶

样;而碱性小便的血尿就像洗肉水那样,是鲜红的。追问过去,在发生水肿的 1~3 周前发生"感冒",或是皮肤上有脓疱疮、猩红热等。水肿的同时有高血压,尤其是水肿明显时,小便也会减少。

(二)严重症状

三大严重症状往往发生在肾炎起病的 1~2 周内,是急性肾炎死亡的重要原因。

1. 严重循环充血。孩子可以突然发生气急,吐粉红色泡沫痰等。

2. 高血压脑病。大一点的孩子会说自己头痛,呕吐及一过性眼睛看不到东西,严重的会发生抽搐及昏迷。

3. 急性肾衰竭。在水肿明显时孩子的小便量明显减少,如果每日小便量少于 50 毫升就是无尿,也是病情危重的标志。所以关键的时候,小便是金!

(三)异类肾炎

下面几种情况看似肾炎,又不像肾炎,姑且称之为"异类肾炎"。其实还是跟肾炎有关,我们称之为肾炎的"非典型性表现"。

1. 孩子仅有小便颜色加深,或是在显微镜下看到血尿,跟急性肾炎密切相关的 C3(补体)降低,但没有水肿、高血压等症状,称作"无症状性"急性肾炎。

2. 孩子有水肿、高血压等肾炎的症状,小便检查却是正常或基本正常,是"肾外症状性"急性肾炎。

3. 血尿和蛋白尿同时存在,又有水肿和高血压等症状,是"肾病"表现的急性肾炎。

(四)治疗

1. 孩子患病后的两周内应卧床休息,待水肿消退、血压正常、肉眼血尿消失,可下床轻微活动或户外散步;病后 2~3 个月如病情恢复顺利,尿

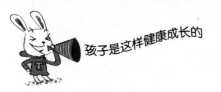

化验各项指标正常,可以上学,但要避免体育活动;一般病情稳定半年后,可恢复正常活动。

2. 饮食:盐和水是一对亲兄弟,我们看到梅雨季节即使没有下雨,自家挂在屋檐下的咸肉都会"长"水,说明盐会吸收水分。所以肾炎的发病初期水肿明显时,为了减少血容量,应选择无盐饮食;如水肿消退,可改为低盐饮食,长期不吃盐会影响孩子生长发育的。有部老电影《白毛女》,是说躲进深山老林的人,由于长期没有盐吃,头发全白了。不吃盐是否会有头发变白不得而知,但是长期不吃盐对身体的害处还是很大的。可以在炒菜时先给孩子单独少放点盐,或是一半无盐菜、一半正常咸味菜,两种合并在一起就是低盐菜了。

3. 用青霉素或是红霉素 10 ~ 14 天。

4. 在医生的指导下服用利尿剂、降压药等。

5. 注意观察,孩子的尿量增加、肉眼血尿消失,提示病情好转。如尿量持续减少,出现头痛、恶心、呕吐等,就有病情向重症发展的可能,应及时报告医生。病初 1 个月内,每周做尿常规检查 1 ~ 2 次,盛放尿的瓶子要清洁,留取每天晨起第一次尿较好。

五、和水肿打持久战的肾病综合征

"肾病综合征"简称"肾病",主要致病因素是说不清道不明的免疫损害,使肾小球这把过滤筛的"筛孔"变大,一些个子小的蛋白(主要是白蛋白)从筛孔里跑掉了,血浆里的白蛋白就会减少,直接的后果就是水肿。血浆里白蛋白减少还会使肝脏造出许多脂蛋白,使血脂升高(高胆固醇)。

(一)症状

反复出现、令医生伤透脑筋、令家长十分沮丧的就是水肿,严重者伴有胸水及腹水。一般起病前找不到确切的诱因，家长会说，好好的水肿就来了。有少部分可以有病毒及细菌感染的病史，大概15%的孩子会有轻度高血压。急性肾衰竭少见。

（二）并发症

因为肾病是个慢性病，所以护理及治疗不当，极易发生并发症。最常见的并发症是：

1. 感染。以上呼吸道感染最常见，其次还有皮肤、泌尿道的感染及腹膜炎等。

2. 肾病需较长时间的忌盐，加上服用利尿剂等，就会有身体内环境紊乱，严重时发生休克。

3. 随着白蛋白的丢失，体内还会丢掉一些抗凝血的因子，就会导致血栓形成。最常见的是因肾脏血栓而突然出现腰疼、少尿、血尿，甚至急性肾衰竭的症状。下肢血栓可以有下肢疼痛，阴囊及皮肤发紫等症状。

4. 5%微小病变型肾病可以发生急性肾衰竭。

5. 长期蛋白尿，会使肾小管负担加重，功能受损，出现肾性糖尿病、肾性佝偻病等。

（三）化验检查

1. 肾小球的滤孔变大，个子小的白蛋白从小便中跑掉，我们就会看到尿蛋白增多，化验时尿蛋白大多在＋＋＋（3个加号）以上，15%的孩子还会有短暂显微镜下的血尿。

2. 白蛋白从小便里漏掉了，血液里的白蛋白下降到30g/L或更少。

3. 肝脏造出许多脂蛋白，血清里的胆固醇大于5.7mmol/L。如果小便里有免疫球蛋白IgA，称之为"非选择性蛋白尿"，也是肾小球受损比较严重的标记。

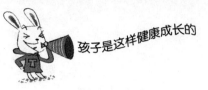

（四）治疗

前面就说过，肾病是个慢性病，极易反复发作，所以要有比较充分的思想准备，维持1年半至2年的规范治疗。有的孩子2~3岁时发病，到10~12岁时病还没有好，上呼吸道感染是肾病反复发作的祸首。长期反复发作的肾病可影响生长发育，使肾病综合征变得极为难治。因此护理的重点是预防感冒，经常洗手，切记不要凑热闹。少尿或无尿时吃无盐饮食，水肿消退、尿量正常可以吃低盐饮食；高蛋白饮食（鸡、鸭、肉类等）会增加肾脏负担，不宜多吃。减少动物性脂肪摄入，以植物性脂肪（如植物油）为宜。同时增加可溶性纤维的饮食，如燕麦、米糠及豆类等。应限制孩子的活动量，没有严重水肿、高血压或是并发感染，一般不需卧床。根据温差适当增减衣物，不能一套衣服从早穿到晚。医生嘱咐服的药物不能随便减量或停药。另外，平时应定期化验小便，如发现孩子的小便颜色有改变或是有泡沫等，应及时送小便到医院化验。

肾病治疗一般首选强的松。开始治疗的目的是集中优势兵力消灭尿蛋白，因此剂量要足，将一天的总量分三次服用。服用4周后，尿蛋白没有了（医学术语是"转阴"），原剂量不动再吃2周（此时共服药6周了）。此后的6周原剂量还是不动，但是改为隔一天，将全天的总量早晨饭后一次吃完（医学术语称之为"隔日清晨顿服"），可以大大减轻激素的副作用。继续服用4周（此时共服药10周了）。以后每2~4周减少强的松半片或一片，直至停药，疗程必须达到6个月。

还有一种情况：就是服用4周小便蛋白没有消失，就要将一开始的剂量服用到尿蛋白转阴后的2周（一般不超过8周），再改为一天剂量隔日清晨一次服完，继用4周。后来的减量一定要慢，每2~4周减去总量的半片至一片。一般服药是9个月。

如果减量过程中尿蛋白重新出现，就要回到原有的大剂量，或是将隔日一次改到每日疗法,同时查找孩子是否又有感冒等症状。治疗过程很麻烦,也很令人沮丧,但是您可不要在孩子面前表现得沮丧,否则孩子就更没信心了。

经过上述治疗方法用药 8～12 周症状不缓解,或者缓解后又复发,建议肾活检,在病理指导下使用环磷酰胺、环胞素 A 或甲基强的松龙的冲击治疗。下列的药物可以辅助治疗肾病:

1. 口服潘生丁或是静脉滴注肝素钠等,对抗血液的高凝状态,防止血栓形成。

2. 口服左旋咪唑可以增加孩子的抵抗力,疗程是 6 个月。优点是比较便宜,副作用是胃肠不适或是皮疹等,停药即可恢复。

3. 常用的有卡托普利、依那普利等,尤其适用于伴有血压增高的孩子。可以改善肾小球的血流,减少尿蛋白及延缓肾小球的硬化。

4. 可以请中医介入综合调理。

(五) 强的松的副作用

肾病需要长期服用强的松一类的激素,我们必须对其产生的副作用有一个了解,做到心中有数。

1. 稍微留心就可以发现,强的松吃得时间稍长一些,孩子就会变得特别能吃饭,脸也会胖胖的,肚子和胸脯上有不少肉,而小胳膊小腿却是细细的。常见的副作用还会有高血压、骨质疏松、伤口愈合不良等。所以在服用强的松等激素过程中,可以每天服用维生素 D 400 单位及适量的钙剂,以免发生手足搐搦症。

2. 消化性溃疡、兴奋。笔者见过一性格内向的女孩,在接受激素治疗过程中硬是三天没有合眼(兴奋、不睡觉),后来发生抽搐。饮食方面注意食用易消化的食物,尽量避免粗纤维如梅干菜及生冷、油炸的食物,睡眠不好时应及时向医生反映,可以适当用点镇静剂。

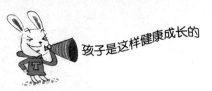

3.服药期可以使抵抗力下降而发生感染,感染最常见的是皮肤,所以强调皮肤护理。保持皮肤清洁、干燥,经常更换内衣,保持床铺清洁;水肿严重时,屁股和四肢受压部位垫上棉圈或是用气垫床;水肿的阴囊可以用棉垫或吊带托起,皮肤破损的部位可以涂碘伏(外面药房有卖的)预防感染。严重水肿时避免打肌肉针。

4.严格遵医嘱服药,突然停药可能出现较严重的并发症甚至导致死亡。如果发现尿量太多,应及时和医生联系,以免发生休克或血栓形成。

5.如果是接受环磷酰胺等免疫抑制剂的孩子,会发生骨髓抑制、肝功能受损,还有脱发及胃肠道反应、出血性膀胱炎及性腺损伤。每次小便最好解在白色的容器中,以便观察。在接受冲击治疗的时候鼓励孩子多饮水,同时观察尿量及小便的颜色,定期复查血常规。

(六)预后

往往在孩子肾病治疗不顺利时,我们会建议给孩子在有条件的医院做个肾脏活检,做出以下分型:

1.微小病变型,90%～95%的孩子首次服用强的松有效,其中85%在治疗的第一年里复发。如果挺住3～4年不复发,其后有95%可能不复发。但要注意发生严重感染及强的松一类药物的严重副作用.

2.局灶节段性肾小球硬化,预后最差。但是强的松治疗如果有效(我们称之为激素敏感),预后则可以改善。

综上所述,无论是哪种类型的肾病,如果对强的松敏感(就是服用强的松时蛋白消退得好,减量过程不反复),发生感冒的机会少,预后就相对好。

还想啰唆一句,由于肾病综合征比较隐蔽且发病率高,家长要多留心观察孩子的小便情况,如发现孩子尿少,尿液里有泡沫或是颜色的异常,应及时到医院做尿液化验。不管是成年人还是幼儿都要谨慎,建议最好每半年到医院做一次尿液化验。

六、孩子的泌尿道感染

（一）症状

三岁以下的孩子常常以发热、呕吐、进食减少为主要症状,还有的孩子排尿时哭闹。大一点的孩子可能出现频繁的解小便,甚至会有解小便时疼痛、尿液混浊,偶然会有血尿等症状。长期反复发作的感染会影响孩子的生长发育,出现高血压或是肾功能减退。各种先天性泌尿系统畸形存在,是尿路感染反复发作的根源。

还有一些孩子平时没有任何不适,但是在健康体检时发现小便里有细菌,称之为"无症状性菌尿"。女孩的尿道短外口是暴露的,所以"无症状性菌尿"在女孩中比较常见。如果反复发作,就要查查是否有尿路畸形,病原体大多是大肠杆菌。

（二）化验

尿液分析可以看到 WBC（白细胞）增高,RBC（红细胞）也很常见。还可以做一小时尿白细胞排泄率检查,增高可以确诊。小便的细菌培养,是确诊的主要依据。借助 B 超、拍片子可以查到有无先天性尿道畸形,了解有无漏诊,或是治疗不当的慢性肾损害及疤痕进展情况。

（三）治疗

如果有发热等全身症状应该休息,多饮水,起到尿道冲洗作用。抗生素疗程是 7～14 天。停药 1 周后再做尿培养 1 次。对于健康体检发现小便有菌,即"无症状性菌尿"的,如果发生尿道阻塞,根据医生的建议使用抗生素 7～14 天,同时查查是否有尿道畸形,或是以往有肾脏留下的疤痕。反复发生的尿路感染更应该查明病因,选用两种抗生素合用,疗程

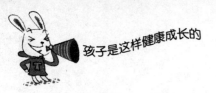

10 ~ 14 天为宜。治病要治根,有尿道畸形的,就要求助动刀子的外科医生,纠正畸形。

（四）预后

急性泌尿道感染经合理治疗,多于数日内症状消失、治愈,但约50%可能复发或再感染。再发者以尿路畸形最常见,而畸形造成的肾脏疤痕形成,可以引起高血压或是肾功能损害。

（五）预防

注意个人卫生,尤其是小女孩的内裤应该是全棉的,慎穿紧身裤。穿起来形象美了,但是因为不透气,很容易的尿路感染就来了。再就是有专人专用的洗屁屁小盆,还要及时治疗尿路畸形。

血液病篇

胚胎时期人体的造血器官是肝脾、胸腺、淋巴结,而出生以后的造血就在骨髓。但是出生后碰到严重的贫血或是有感染时,胚胎时期的造血器官就会恢复造血功能,帮着造血,以缓解身体贫血的危机。前面我们说的那个先天性梅毒的孩子因为梅毒感染,出现了肝脾肿大,就是肝脾再次帮忙参与造血的结果。

我们的血液大致分成三种细胞系统:

1. 白细胞(WBC)系统。现在的电脑化验单都有中文,大家看到的白细胞系统,也是身体对抗感染的生力军。

2. 红细胞(RBC)系统。红细胞有带氧的功能,跟孩子是否贫血有关。

3. 血小板(PLT)系统。主要参与凝血,如果减少就会有出血的可能。

一、最常见的贫血:缺铁性贫血

(一)铁的来源

1. 人体的铁主要来自食物,而食物中的铁又分成两种类型:

(1)植物性食物中,如黑木耳、海带、紫菜等所谓黑色食品中,就含有

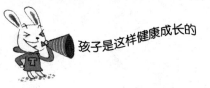

大量的铁,但其吸收率最多只有7.9%。

（2）动物性食物如肉类、猪血、鸡鸭血中,不仅含铁量高,而且吸收率最高达25%。

（3）母乳及牛奶的铁含量均低,但是母乳中铁的吸收率是牛奶的2～3倍。当然,改造后的配方奶粉强化了铁的含量,应该另当别论。

2.红细胞衰老后被破坏,其中所含的铁几乎全部被吸收,占人体铁摄入总量的2/3。人体是一架精密无比的机器,方方面面都处于一种平衡的状态中。

3.咖啡、牛奶、茶等影响铁的吸收,而维生素C、乳铁蛋白粉有利于铁的吸收。

（二）铁的利用及储存

吸收进入体内的铁主要用来造红细胞,许多参与新陈代谢的酶也含有铁。而另外一部分体内没有利用的铁则被储存起来,等体内铁的需要增加时,这些铁就会被动用起来。

（三）病因

1.胎儿的铁来自于妈妈,如果是早产儿,在妈妈肚子里待的时间太短,没能充分地将妈妈的铁搬到自己身体里来,或是双胞胎,一碗水被两个孩子来分,铁的储备就会有先天性的不足。

2.前面说过,出生第一年是孩子的第一个生长发育高峰,生长发育太快,又是以乳类食物为主,没有及时添加含铁的食物,很容易缺铁。

3.慢性拉肚子会影响铁的吸收;用不加热的鲜牛奶喂养孩子,会有牛奶过敏而发生慢性肠道出血。

（四）症状

可以有皮肤、黏膜的苍白,嘴唇及手指甲、脚趾甲苍白,孩子不爱活动。年纪大的孩子就会说头晕、眼前发黑等。医生检查时可以发现肝脾的肿大。因为含铁消化酶的缺乏,孩子会有食欲减退,异食癖(如喜欢吃泥土、煤渣、墙皮等)。还会有智力减退、心脏扩大、经常感冒等症状。

（五）化验

血常规化验会发现有 HB(血红蛋白)的减少。如果一时诊断有困难,做了骨髓检查,医生会告诉你是增生性贫血。

（六）治疗（包括补充乳铁蛋白粉）

去除病因很重要,譬如说要治疗慢性腹泻,注意增加食物中含铁量高又容易吸收的食物。母乳中的铁易于吸收,大力提倡母乳喂养;6～7个月开始,孩子的消化功能逐渐加强,可以给孩子做些瘦肉稀饭粥、肉沫蒸鸡蛋、鱼泥、肝泥等;各种强化铁的配方奶粉、米粉,可以作为孩子食物的首选,有预防缺铁性贫血的作用。

孩子有贫血时,还可以服用乳铁蛋白粉(又名"红蛋白"或"乳转铁蛋白"),使铁的吸收率是单纯补铁的 4 倍,因此能高效促进铁吸收。乳铁蛋白还是母乳中的核心免疫蛋白,可以促进完善免疫系统,增强抗病能力。

缺铁性贫血治疗是在医生的指导下服用铁剂,同时服用维生素 C。疗程应该是在血红蛋白达到正常后,还要再用6～8周,以增加铁的储备。严重贫血合并感染或是需要做手术时,就要输红细胞了。

二、吃蚕豆发生了贫血、黄疸：蚕豆病

这其实是一种溶血性贫血,是保护红细胞膜的酶缺乏,在服用蚕豆或是某些含有氧化剂的药物时,红细胞膜很容易地就"溶解"了(溶血)。大量的红细胞在短时间内被破坏,贫血、黄疸就来了。

（一）症状

常常发生在吃了蚕豆或是蚕豆制品(如粉丝),还有服用阿司匹林或

169

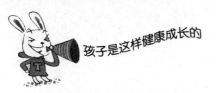

抗疟疾的药之后,突然或是缓慢发生的脸发黄、眼珠子发黄,很像黄疸性肝炎,脸色、嘴唇发白又说明同时有贫血,甚至有恶心、呕吐及乏力。如果此时小便减少,甚至没有小便,便是病情危重的表现。如果是新生儿有这种酶的缺乏,就会有黄疸期的延长,严重的会有黄疸性脑病的发生。

（二）化验

肝功能化验可见黄疸指数增高;同时因为红细胞的溶解,血常规里血红蛋白减少出现贫血,提示溶血性贫血症发生了。

（三）治疗

在发生溶血期间要多饮水,口服碱性溶液（碳酸氢钠）以保护肾脏,严重贫血就要输血了。

三、皮肤上不疼不痒的青斑、出血点：血小板减少性紫癜

大家知道,我们身体无论哪个部位碰破流血了,只要不是动脉,在碰破的地方稍微压压,血很快就止住了,这就是我们身体的凝血机制,诸如血小板等在发挥作用。但是血小板减少了,这种凝血机制就会受到影响。发生在皮肤,会有皮肤上的出血点,我们称之为紫癜;如果发生在脑子里,就会因大脑的出血而危及生命。

这种病在发病前可能会有病毒感染,体内产生了对抗病毒的抗体,这种抗体同时伤及血小板,使血小板的数量减少,血液凝固发生障碍而发病。

（一）症状

各年龄期的孩子均可发病,但是以 1～5 岁多见。如前所述,在发病

前1~3周有上呼吸道感染或是腮腺炎等病毒感染的病史,也可以见于打疫苗后。大多数的孩子在发病前无任何不适,突然地全身皮肤可以见到针尖大小的暗红色疹子,压上去疹子是不褪色的;还可以见到大小不等的紫色斑块,通常以胳膊、腿的部位常见。一旦有大脑的出血,根据出血量的大小及部位,孩子可有抽搐、昏迷等现象,甚至死亡。

（二）预后

大约80%~90%的孩子在发病后1~6个月内痊愈,10%~20%转为慢性血小板减少;还有一部分孩子经各种治疗,包括较长期服用强的松甚至切除脾脏,疗效都不理想,转为难治性血小板减少性紫癜。

（三）化验

1. 血常规里我们可以看到 PLT(血小板)减少,当血小板 < 50 10^9/L(小于5万),可以见到自发性出血;< 20 10^9/L(小于2万)时可以有明显的出血;< 10 10^9/L(小于1万)时可以有严重的出血。

2. 骨髓报告可以见到产生血小板的巨核细胞减少。

3. 部分孩子血液里可以查到抗血小板的抗体。

（四）治疗

1. 急性出血期还是住院比较好,并尽量减少活动,平时避免服用影响血小板功能的药(如阿司匹林等)。

2. 在医生的指导下服用强的松,或是其他激素类药物。强的松的疗程一般不超过4周。

3. 因为孩子的血液里有大量的血小板抗体,输入血小板很容易就被这种抗体破坏了,所以只有在发生严重的脑内或是内脏出血时,才临时输注血小板。

4. 严重的病例连续输丙种球蛋白五天,以保护血小板。

5. 如果病程超过一年,有严重的出血症状,内科服药治疗效果不好,

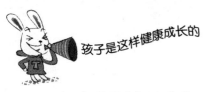
可以考虑手术切除脾脏。

6.还有一些慢性难治性的病例,在医生的指导下改用环胞素 A、环磷酰胺等药物。

四、谈虎色变的病：急性白血病

白血病俗称"血癌",是小儿时期最常见的恶性肿瘤,以 3~8 岁的孩子多见。特点是目前还说不太清、道不太明的诸多原因,使血液里各种"幼稚"和"没有功能"的细胞(即白血病细胞)鸠占鹊巢,在造血工厂(骨髓)中急剧增多,破坏了正常造血。这些白血病细胞还肆无忌惮地"长"到了全身各个组织与器官中,从而产生一系列临床表现。

（一）病因

虽然进行了大量的科学研究,目前确切的病因尚不完全清楚。但许多因素被认为与白血病的发病密切相关,如大家都知道的病毒感染、化学物质(苯、亚硝胺类物质)、电离辐射及妈妈在怀孕期间腹部接受放射性照射等。还有遗传因素如家族成员中有白血病患者,或是孩子患有染色体畸变的遗传性疾病——如我们前面说的先天愚型(21 – 三体综合征)等,与白血病的发病有关。

（二）症状

大多数孩子一开始可能有精神不好,或是像关节炎一样有骨头及关节的疼痛。再就是贫血,脸色苍白、虚弱无力、多汗。发热也是最常出现的症状,可以是低热或是高热,很像是感冒,但白血病引发的发热会持续较长的时间,并且使用一般的抗感冒药不起作用。半数以上的孩子还会有不同程度的出血,如身上有瘀斑、流鼻血、牙龈出血等,严重的会出现吐血、便血、尿血等,有生命危险。

各种"幼稚"细胞(白血病坏细胞)"长"到全身各个器官可以出现：肝脾及淋巴结肿大,腿、胸骨及各个关节的疼痛,但是无关节和骨头的肿胀。坏细胞如"长"入大脑就会出现类似脑炎的症状如头痛、呕吐、抽搐、肢体偏瘫甚至昏迷。因为治疗白血病的药物不易进入大脑,所以这也是白血病复发的根源之一。男孩可以有睾丸的肿痛。同样,因为化疗药物不能进入,常常成为白血病复发的另一个重要原因。坏细胞"长"到眼眶、颅骨等处,形成绿色瘤,"长"到皮肤出现皮疹,"长"到心脏引起心脏扩大等。

（三）化验

一般的血常规大多数可以见到白细胞数(化验单上的符号为 WBC)增多,但也有病人在正常水平或减少。血液涂片分类可见到"幼稚"的淋巴细胞或粒细胞(这就是白血病坏细胞),骨髓正常造血受到破坏,红细胞、血红蛋白和血小板可明显减低,明确诊断最重要的检查是骨髓穿刺。除此之外,还要进行骨髓的组织化学染色、免疫学及染色体和融合基因的检查,以进一步确诊和危险度分型,帮助我们确定治疗方案及判断预后。

（四）治疗

化学药物治疗(简称化疗)仍然是目前小儿白血病的主要治疗手段,一般是在医院完成需要静脉用药的时间,病情允许可以回到家里休息一段时间,然后再回到医院继续治疗。

由于化疗药物在杀灭肿瘤细胞的同时,也会严重损伤及杀死人体正常的细胞,因此,化疗往往会带来各种毒副作用,所以在化疗过程中应防治感染,严重贫血时输红细胞,血小板计数过低输注血小板,补充营养等支持疗法也很重要。在化疗早期,为了防止大量白血病坏细胞破坏后堵塞肾小管,还要多喝水,并口服别嘌呤醇,注意口腔卫生等。

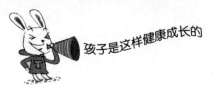

（五）关于骨髓移植

在许多影视作品中，我们看到了各种各样骨髓移植的故事，似乎有了骨髓移植，一切问题都解决了，所以这里有必要谈谈骨髓移植。骨髓移植是通过输入多能干细胞，这种细胞根据体内需要可以转化成各种细胞，使白血病患儿的骨髓功能得到恢复，并进一步消灭化疗后残留的微量白血病细胞。但是骨髓移植费用昂贵，我国患儿多为独生子女，能提供骨髓（匹配）的供体不足且风险较大，是一种高风险、高投入的治疗手段，即使移植成功，仍然存在着复发的可能性。因此，需专科医生严格掌握移植的适应症和时机。

（六）护理

有句老话叫作"三分治疗，七分护理"，白血病这种比较凶险的慢性病更是如此。由于需要接受化疗，治疗的过程中骨髓受到抑制，极易发生出血和感染。因此预防出血和感染是护理的两大关键。

当血小板低于 $20 \times 10^9/L$（2万）时避免下地活动；天气干燥时每日用润滑油（薄荷油）滴鼻，预防鼻子出血；不要吃太硬的、油炸的食物，避免消化道损伤；不要让孩子自行用力解大便，以防止消化道甚至脑出血，可以吃点新鲜的蔬菜、酸奶、香蕉及蜂蜜等保持大便通畅。发热时忌用安乃近和酒精擦浴。

血象低于正常值时首先注意保护性隔离，减少探视；每天饭后及睡前用漱口水或是温开水漱口；宜用软的牙刷或海绵清洗口腔，防止口腔黏膜损伤。勤换内衣，大便后最好及时清洗屁股，防止肛周脓肿。某些预防针如麻疹、风疹、水痘、流行性腮腺炎和预防小儿麻痹症的疫苗，会导致复发，在接种前一定要问好接种疫苗的医生。

饮食方面是家长最焦心的，总想知道哪种食物是最"补血"的。这里再次强调，白血病是"造血工厂"发生故障，不是造血原料缺乏，所以单纯靠任何一种食物都无法解决。饮食的原则是保证各种营养素都有,注意原材料的新鲜易消化并且能够提高孩子的食欲,不吃生冷和不清洁的食物。当然,在出现严重贫血时,配合化疗可以适当补充含铁量较高的食物,譬如瘦肉,各种家禽的血、肝脏等。

针对药物的毒性反应,及早做出相应的处理。如可能出现脱发,应预先用委婉的口气告诉孩子,并准备好围巾和帽子;如果用激素出现了情绪改变或是脸胖胖的(满月脸),应做好心情疏导。还有操作过程中出现的疼痛及各种不良反应,要告诉孩子这是必要的治疗手段,尽量减少孩子的恐惧心理。

五、莫名其妙碰碰就出血的病：血友病

血友病是一组从父母那里得来的(遗传性)、因为凝血因子缺乏导致的出血性疾病。俄国的罗曼诺夫家族和西班牙的巴本家族,都因娶了维多利亚女王的外孙女而造成了血友病的蔓延,所以血友病又被称为"皇家病"。

正常情况下血管出血时,体内的凝血因子被迅速激活,并形成连锁反应,先是在破损的地方形成支架,最后和血小板粘连在一起补塞血管上的漏口,这个过程称为凝血。凝血因子部分由肝脏生成,为统一命名,世界卫生组织按其被发现的先后次序,用罗马数字编号,如凝血因子 Ⅰ、Ⅱ、Ⅲ、Ⅳ、Ⅴ、Ⅶ、Ⅷ、Ⅸ、Ⅹ、Ⅺ等。

血友病分成三种类型:血友病甲,是凝血因子 Ⅷ(读"八因子")缺乏,出血症状重,也最常见;血友病乙,即凝血因子 Ⅸ(读"九因子")缺乏,出血症状相对较轻,发病居第二;血友病丙,是凝血因子 Ⅺ(读"十一因子")缺乏,症状轻也最少见 。

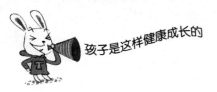

（一）症状

最常见的就是自发性（即没有任何碰撞）或轻微外伤即渗血不止。笔者曾见过一个男孩,仅从电影院的后排座椅跨到前排,就出现了大腿及外阴部很大的血肿。这种渗血可持续数天,多为青斑及血肿。值得注意的是,膝、踝、肘、腕等四肢关节最易出血,反复出血可致关节强直畸形,行走不便,口鼻黏膜出血也多见。血友病甲、乙大多发生在 2 岁左右,甚至在新生儿期即发病,发病越早,症状越重,反复出血,终身不已。

血友病甲、乙发病与性别有关,即"坏因子"（发病因子）在 X 染色体上,妈妈（女性）携带发病基因,男孩子发病。因此,血友病甲、乙多数(1/3)有家族史,无家族史的可能为基因突变,或家族中轻型病例未被发现。血友病丙少见,男女皆可发病,双亲均可传递发病基因,出血症状轻,自发性出血少见,出血多发生于外伤和手术后。

（二）治疗

教科书上强调的是预防出血,把减少和避免外伤出血放在治疗的第一位。因此孩子自幼即应当养成安静的生活习惯,减少剧烈运动,避免外伤。但是不运动,肌肉的力量减弱,对于防范出血也不是件好事。所以每天可以做适当的运动,增加体内凝血因子的含量。最适合的运动有游泳、走路等。尽量避免剧烈运动或较重的体力劳动,特别是有对抗性动作的运动,如篮球、足球等,小学至高中的体育课一定要申请免修。避免肌肉打针和手术,手术之前一定要告诉医生自己有血友病的病史,相关的预防出血措施必须实施在手术之前。

如果发生出血,就要根据病情及时输入不同的凝血因子,还可以输注新鲜血浆,或是 6 个小时以内采集的新鲜血。其他的治疗方法包括:表皮创伤或是口、鼻出血可以局部压迫止血,也可以放置冰袋,局部用止血粉、凝血酶或明胶海绵贴敷等。关节出血或是大血肿应限制活动,暂行局部冷敷,加压包扎,置关节于功能位。

另外,血友病人如果出现血尿,要多喝水;出血之后,多补充含蛋白及铁、钾、钠、钙、镁的食物,如肉、动物肝脏、蛋、奶等。

有些药物及食物会影响凝血机制,应特别引起重视,这些药物或食物种类繁多,在选择药物时,一定要向医生申明自身的疾病,请医生帮助选取,自行去药店购药时也要看好药品说明书,避免不能用的药。

(三)相关的遗传知识

按照我国法律,血友病的病人是可以结婚生子的。但是一定要在产前做胎儿相关性别鉴定(国家法律容许的),帮助消灭人群中血友病之个体。

综上所述,血友病可防可治,保护得好,生活丝毫不受影响,而预防的关键是认真做好婚前和产前体检。

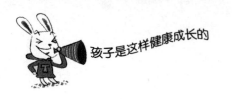

神经肌肉疾病篇

我们儿科最常见的危险症状就是抽搐（抽筋）。孩子脸色在一时三刻之间突然由粉嫩转为青灰，神志不清，四肢抽动，足以把每一个深爱他们的人吓得魂飞魄散。其实抽筋最常见的原因是发热抽筋，即"高热惊厥"。严重的疾病如败血症、中毒性痢疾以及重症肺炎，还有大脑炎、缺氧、出血以及大脑里有肿瘤，各种中毒，拉肚子时脱水、缺钙以及癫痫（羊角风）等，都会发生抽筋。

一、不可怕的抽筋：高热惊厥

（一）症状

我们称之为"高热惊厥"的病，第一次抽筋大多发生在孩子 6 个月 ~ 3 岁。这是因为孩子 3 岁以前大脑功能发育尚未健全，稍微有点不良刺激（譬如发热），脑细胞就会发飙（异常放电），就出现了抽筋。

这种发热抽筋一般发生在病初体温骤然升高时，给人一种大祸天降的感觉。有这样的案例：我们一个内科护士下班去幼儿园接自己的孩子，一路上母子唱唱笑笑很是惬意。突然，坐在自行车前杠上的孩子整个人向下滑去,母亲急忙拉起时发现孩子脸色发灰,神志不清。大惊失色的母亲急忙将孩子抱到医院,这时测量孩子的体温将近40度,这就是在疾病初期,体温突然升高时产生的抽筋。于是那个护士不停地哭啊,反反复复地责怪自己粗心。医生被哭烦了,大喝一声:"哭什么哭?告诉你没有关系的!"这里透露一下,因为是自己的同事才敢这样"态度不好",重要的是这种抽筋一般预后好,没有关系!

还有,这种抽筋在一次发热疾病中只抽一次,最多像地震后余震似的再来一次,后面一般不会有了,所以医生并不看重这种抽筋。而且孩子恢复得也快,各方面相关检查基本是正常的。有趣的是,家里近亲中,譬如说自己的父母亲或是舅舅、叔叔,小时候也可能有这样的发热抽筋病史。也有一些"高热惊厥"的孩子,超过五六岁时稍有发热仍然发生抽筋,如果家族中有"癫痫"病史的,很可能会发展成癫痫。但一般呈良性经过,大多在25岁前或儿童后期停止发作(后文还有叙述)。

(二)应对措施

惊厥已经发生,家长首先应保持冷静,减少一切不必要的刺激,譬如说不要在这个时候强行去唤醒及喂药。应立即松开孩子的衣扣,去枕头平睡,及时擦去嘴巴的呕吐物,并且把头偏向一侧(很重要的)。可以找一个带把的小勺,勺把上裹布条(不要裹得太厚),或是找一把刷把不是太厚的塑料牙刷,在孩子嘴巴不那么紧张时塞在上下牙床之间,防止咬伤舌头。用大拇指掐住人中穴(在鼻唇沟大约中间的部位)。如果是抽筋不止的,最好立即送医院。

对于已经发生过"高热惊厥"的孩子,在发现孩子发热时,哪怕此时的体温不超过38度,也要先把退热药、苯巴比妥(止抽筋的药)同时喂下去。在天气闷热、体温不容易下降的季节,喂完药最好迅速给孩子洗个温水澡;天冷的时候迅速松开衣服或是打开被子,有助于退热。还可以在孩

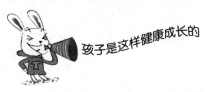

子的头部用冷水毛巾冷敷。一般来说,只要孩子的体温降下来,都不会发生抽筋。

二、发热头疼、呕吐:当心大脑炎

如前所述,孩子因为抵抗力低下,大脑功能不健全,特别容易发生大脑炎。随着现代医术的不断提高,大脑炎的病死及致残率大大下降,但是约1/3的幸存者仍然会遗留各种后遗症,6个月以下的小婴儿预后更差。

大脑外面有两层薄如蝉翼的膜,称之为脑膜。当病原体产生的炎症侵犯到这两层薄膜时,称之为"脑膜炎";如果炎症更进一步,侵犯到脑膜下的脑组织,称之为"脑炎";脑膜及脑组织同时受到侵犯,称之为"脑膜脑炎"。一般来说,脑炎比脑膜炎严重,脑膜脑炎更严重。

炎症侵犯的部位也很重要,譬如说炎症侵犯了大脑的运动区域,孩子就会走路不稳、手脚瘫痪等;侵犯了大脑管理语言的区域,孩子就不会说话;侵犯到大脑的情感中枢,孩子就会出现表情淡漠,智力及情感障碍,等等。

(一)病原体

1.细菌感染的称之为"细菌性脑膜炎"或"化脓性脑膜炎";结核菌感染的是"结核性脑膜炎"。细菌侵入大脑的途径一般是通过血流,或是大脑的邻居有炎症,如中耳炎及乳突炎扩散到大脑。大脑有外伤,细菌可以直接从伤口进入大脑。

2.病毒感染的称之为"病毒性脑炎、脑膜炎"或"病毒性脑膜脑炎"。最常见的病毒有肠道病毒、虫媒病毒(如经蚊子传播的乙型脑炎病毒)以及腮腺炎病毒等。

（二）症状

无论是哪种脑炎（脑膜炎），都会有发热、头痛以及呕吐的症状。当然，更严重的还会出现抽筋、昏迷直至死亡。大脑炎病情轻重差异很大，主要取决于大脑损伤的部位及感染的病原体，对治疗药物的敏感性。

1. 普通型。绝大多数都属于这种情况，即有发热、头痛甚至呕吐，很少有抽筋。从发病到病情完全恢复经历 1～2 周，不会有后遗症。

2. 脑干型。因为脑干有指挥呼吸的中枢，所以当病变侵犯到脑干，孩子的病情发展很快，开始也是发热、精神不好、有点呕吐，但是短到十几个小时就出现昏迷，呼吸抑制（出现像濒临死亡的鱼那种张口呼吸），直至死亡。

3. 运动障碍型。可以表现为反复严重的抽筋、发热甚至昏迷，最后发生各种各样的肢体瘫痪，造成行走困难或拿东西不稳。少数可以留有终身的肢体瘫痪、癫痫及智力倒退；还会有脑积水、神经性耳聋等。

4. 精神障碍型。往往见于较大的孩子，在病情恢复的过程中出现躁狂、乱说乱动，类似于"躁狂型精神病"；部分孩子有幻觉或是不会说话（失语），不会笑，对外界的人和事反应淡漠，出现记忆力、计算能力及定向力的障碍。出现精神症状的孩子恢复慢，甚至不能完全恢复，最终遗留反人类的倾向。

（三）传染性

在病房里只要听说某个孩子是脑炎，同病房的家长立即惊恐万分，要求转床。其实不用惊慌，大脑炎中具有传染性的是流脑（流行性脑脊髓膜炎），大概发生在每年的 2～4 月份，有时隔个几年会有一次大流行；还有发生在 7～9 月份的乙脑。经过正规疫苗接种的孩子，一般不用担心，国家计划免疫已经将这些传染病涵盖其中了。

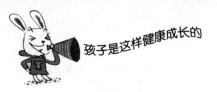

（四）治疗

1.细菌性脑膜炎是需要正规抗生素治疗的,医生还会用点甘露醇、止痉药、激素及补充电解质等。病毒性脑炎当然要抗病毒治疗,一般需连续用药 10～14 天。

2.对于那种重症脑炎,譬如说脑干型脑炎,早期可以大剂量地使用丙球,以增加孩子的抵抗力。回顾我们治疗的病例,由于丙球的早期使用,许多诸如重症手足口病并发重症脑炎的病情得到缓解,这就是用在刀口上的钱! 有的家长抱着侥幸心理,说是病重了我们再用。这里只想告诉大家,我们医生真的也是肉眼凡胎,有时候病情发展之快超出我们的想象,就是你想用都不给你机会,所以跟医生合作是最明智的选择。

（五）关于后遗症的治疗

1.失语的治疗主要是借助中医针灸,绝大多数病例有望完全恢复。

2.借助康复治疗,大部分肢体瘫痪的孩子可能完全恢复,或是部分恢复、部分得到缓解。

3.对于那种感情淡漠的孩子的治疗,需要家长付出加倍的努力,多与孩子沟通交流,争取痊愈。

4.对于脑积水的治疗,可以求助外科手术。

5.对于智力低下的孩子的治疗,可以试用一些营养脑细胞的药物并加强训练。付出多得到的就多,治病也是这样。所以,不能轻言放弃!

这里还有一个感人的例子。一名脑炎患儿经过急性期治疗,性命保住了,但是不会说话,对任何人没有表情(冷漠),不能走路。笔者跟家长就是这样说的:"不能放弃,你放弃了,孩子就全完废掉了!"这家人生活比较困难,于是爸爸每天花费 3 个小时骑着三轮车几乎穿越整个城区,带孩子坚持针灸、坚持康复。大半年过去了,临近春节的时候,爸爸将这个孩子领到我们面前。令我们惊讶的是,这是个完全正常的孩子。笔者感叹:我们见证的是一份沉甸甸的父爱,当然也有我们医生的一份爱!

三、脑细胞异常放电风暴引发的疾病：癫痫

一提起癫痫,人们看到或想到的,就是本来一个好端端的孩子,突然倒地四肢抽动、口吐白沫。长期、频繁或严重的癫痫抽筋,会因脑缺氧加重脑损伤,出现持久性智力及精神障碍。加上癫痫发作的不可预料,大多数家里有癫痫孩子的家长,害怕或隐瞒自己孩子的病情,即使是去看医生,也希望单独与医生交流。

其实癫痫的发作,就是脑细胞的异常放电风暴。这种异常放电形成的风暴开始可以局限于脑的一部分,再向其他部分扩散,称为部分性发作;或是一开始就横扫整个脑部,称为全身性发作。孩子所感受的情形,取决于开始放电的部位及其传播的速度。

癫痫在我国的发病率处于国际平均水平,癫痫的农村年发病率为25/10 万人,城市为35/10 万人,每年新发病人约有30 余万。基本上可以说,癫痫是个常见病。一般仅有一次发作不能诊断为癫痫,大多数医生对在一年内出现两次发作的病例才诊断为癫痫。原因是有过两次抽搐发作,出现第三次发作的机会超过80% 。所以有必要详细描述不同类型的癫痫发作,了解相关的症状,以大致判断孩子病情的预后。

（一）类型

1.部分性发作

（1）简单部分性发作。放电风暴仅限于脑内一小部分,发作时孩子大脑是清醒的,症状大约持续10 ~20 秒。最常见的是面、颈部或是某一个肢体的抽搐,特别易见的是头、眼持续性向一个方向偏斜。大一点的孩子可以描述在发作初期有头痛、胸部不适。有的孩子在某一个肢体抽搐

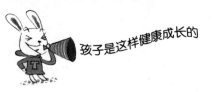

后出现短暂麻痹,发作后也没有不舒服的感觉。

(2)复杂部分性发作。异常放电风暴传到脑的更多地方,孩子不再清楚自己和周围的环境,大点的可以描述自己碰到了似曾相识、奇特的难受滋味或彩色的闪光感,持续数秒至几分钟,然后对周围失去知觉。还有一部分孩子出现意识混沌下的自动症,如吞咽、咀嚼、解衣扣、摸索或自言自语等。少数孩子可以有一过性地看东西忽大忽小,听觉异常以及冲动行为,如伤人、毁物、自伤等。

(3)继发性全身发作。部分性发作可以转变为全身性发作,即异常放电风暴在极短时间内很快扩散到两个大脑半球。此时孩子有或者没有先兆,迅速出现神志不清、全身强直性抽筋、吐沫。发作中,孩子可咬伤舌头,小便失禁。通常持续几分钟,然后意识模糊,不知自己身在何处,并进入睡眠。

2. 全身性发作

(1)强直阵挛发作。这就是我们常说的"大发作",是两个大脑半球同时遭受异常放电风暴。没有任何征兆,孩子即神志不清倒地,四肢强直抽筋、吐沫。

(2)失神性发作。又称"小发作",典型表现为言语及活动突然中断,两眼凝视前方、偶尔上翻,短暂意识不清但是不摔倒,对周围有所了解,能听见问话但不能回答。发作时面色苍白,手中拿的东西落地。多数持续2~15秒,不超过1分钟,发作停止后,继续原来的活动。每日数次至数十次,常常是突然发生,突然终止。

(3)非典型失神发作。与上述的典型性失神发作表现类似,但开始出现症状及恢复的速度均较前者要慢。

(4)肌阵挛发作。表现为突然点头、前倾或后仰,严重的可以跌倒,轻者孩子只是感觉"抖"了一下。

（5）强直性发作。突然发生的肌肉强直使孩子固定在某一个姿势，常见的是意识不清，表现有张嘴、睁眼、头向后仰等，通常跌倒。

（6）阵挛性发作。仅有肢体、躯干或面部肌肉有节律的抽动，没有强直发作的表现。

（7）失张力发作。全身或是肢体的某一部分肌肉张力突然短暂性丧失，伴有意识不清。

（8）痉挛。典型的表现是孩子的抽搐呈"点头哈腰"状，后面还要描述。

（二）什么是癫痫综合征

有些患上癫痫的孩子，被医生诊断为癫痫综合征，什么是癫痫综合征呢？即无论病因是否相同，却具有一组相同的发作症状和体征。

1. 儿童良性癫痫。近 1/3 的患儿有家族史，通常在 2～14 岁间发病，男孩稍多于女孩。约 3/4 的患儿抽筋发生在入睡后不久或睡醒前。发作大多起始于口面部，如唾液增多、喉头"唔里唔噜"地发声以及面部抽筋，有一部分孩子很快转为上述的大发作。本病预后良好，药物易于控制，生长发育不受影响，大多在 12～16 岁前停止发作。约 2% 的孩子以后可能继续有抽筋发作。

2. 儿童失神癫痫。大多于 3～13 岁发病，近 2/3 为女孩，有明显的遗传倾向。表现为频繁的失神发作，每天数次甚至上百次的发作，但是每次发作时间不超过 30 秒，因而不跌倒。发作后孩子不能回忆发作中的情况，无嗜睡、头痛等发作后的症状。药物易于控制，预后大多良好。

3. 婴儿痉挛症。出生后 4～8 个月为发病高峰，频繁的痉挛发作。抽筋发作时孩子呈一种特有的"点头哈腰伸（屈）腿状"，常连续发作数次，动作急速可伴有尖叫或哭叫。若早期治疗，40% 的孩子有望获得基本正常的智力和运动发育。

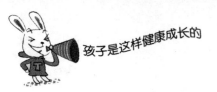

4.雷诺－杰斯综合征。以 1～8 岁起病多见,可以有频繁多样的抽筋发作形式,以及运动及智力发育倒退现象。1/3 以上的孩子对多种抗癫痫药无效,是儿童期最常见的一种难治性癫痫。

5.全面性癫痫伴"热性惊厥附加症"(简称"附加症")。前面所述,"高热惊厥"的孩子在五六岁时基本上不会再有抽筋了。但是部分孩子于 6 岁后继续有频繁的发热抽筋,甚至不发热也抽筋。再问下去,家族中有癫痫病史。这种"附加症"的抽筋一般呈良性经过,智能及运动发育正常,大多在 25 岁前或儿童后期停止发作,当然还有少数病例发展成癫痫。

(三)癫痫的危重状态(癫痫持续状态)

凡一次抽筋发作持续 30 分钟以上,或是两次发作间歇期意识不能恢复者,均为癫痫持续状态,是癫痫的危险状态,需急诊送入医院进行抢救。

(四)病因分类

根据病因,可以粗略地将癫痫分成以下三大类:

1.特发性癫痫。又称"原发性癫痫",一般是由遗传因素决定的。

2.症状性癫痫。又称"继发性癫痫",往往因为有先天性的大脑发育畸形,或是一些染色体疾病及产伤、中毒、缺氧等。

3.隐源性癫痫。很可能为症状性癫痫,但是查不出明确的大脑病变。随着现代医学的发展,已经发现与遗传因素相关的癫痫占发病总数的 20%～30%,故大多数的孩子属于症状性或隐源性癫痫。

(五)诊断

诊断借助普通脑电图,或是 24 小时动态脑电图及病史。脑电图显示棘波、尖波、棘－慢复合波等称之为"痫样放电"者,有利于癫痫的诊断。最重要的还有病史,主要是根据发作的形式(即上面描述抽筋的样子),进一步判定是哪一种类型的癫痫,就可以大致判断出孩子的癫痫是否能治好。最后是寻找可能的病因,如脑损伤部位,这时要借助头颅 CT 甚至核磁共振,以及血液生化方面的检查。

大约 1/3 的病人只见发作,而各项检查指标(最主要是脑电图)不见异常,给诊断带来困难。由于抽筋是间歇性发作,不抽筋时完全正常,笔者见到有心的家长,用手机拍下了孩子抽筋发作时的状况,不管这个孩子以后恢复的怎样,诊断很快就可以确立下来了,这是一种非常明智的做法。

对大多数患者来说,治愈癫痫是可能的。约 65% 的患者用一种药物可完全控制发作,约 10% 的患者可通过两三种用药有效控制,部分药物难治性癫痫,可以试用手术治疗来控制。

(六) 一些很像癫痫的病

1. 婴幼儿屏气发作

多发生在 6～18 个月的孩子。这样的孩子比较"任性",稍有不顺心即大哭不止,随即出现呼吸停止,甚至面色青紫、全身发软,还可以有一分钟左右的意识丧失。但是呼吸一旦出现,一切恢复正常。检查脑电图正常,5 岁后不再发作。

2. 睡眠障碍

(1)夜惊。常见于 4～7 岁的孩子。深睡中孩子突然坐起来哭叫,表情惊恐,严重的伴有出汗、呼吸急促,不易唤醒。数分钟后再次安然入睡,次日对夜间发生的事毫无记忆。检查脑电图正常。

(2)梦游、梦魇。孩子在睡眠中突然起身,穿衣、搜寻,甚至开门窗等,做无目的的活动。此时表情呆滞、自言自语,睡醒后对夜间的事毫无记忆。与癫痫的鉴别就在于即使是发作时,脑电图也是正常的,孩子被唤醒后很容易被劝导到床上。

3. 晕厥

大孩子多见,多见于持久站立或是体位变化太快。最常见的是寒暑

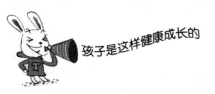

假刚刚开学,早晨学校举行升旗仪式中发生了一过性的晕厥。很可能是假期生活节律放慢,对开学后突然的运动量增加不适应。还有的晕厥发生在蹲的时间太长突然站起,早晨起床时坐起的速度太快。晕厥清醒后孩子描述,发作时眼前发黑、头晕出汗,继而就不知道了,偶然有短时间的抽筋。有意思的是,这样的事大都发生在个子比较高的孩子身上,我们推测:这样的孩子心脏离大脑距离有点远,容易在体位突然改变时,发生一过性的脑缺血。检查时脑电图正常,各方面都正常。

4. 癔症性发作

与精神因素有关系,往往是在受了一定的"刺激"。譬如说考试名次不好,或是痴迷于玩游戏机,家长采取了比较严厉的批评方式。于是来了各种各样的情况:如胡言乱语、面色苍白,慢慢倒下(有自我保护意识),甚至有小的抽筋,但是绝对不会有身体受损!笔者曾见过一个实习护士抽筋(真抽,两只脚绷得笔直,绝对扳不动),嘴里大叫:"你们快来抢救我!"其实有经验的医生一眼就能看个明白,这是癔症,真抽搐时不可能发出如此理智的要求。我们一般采取双管齐下的办法,就是认真"抢救"加上心理疏导,最终还是让孩子明白,你这种把戏玩得没意思!

5. 抽动综合征

与癫痫不同的是,抽动综合征绝大多数是一种良性的功能性疾病,大致分作:

(1)简单性抽动。如不停地挤眉弄眼、干咳(清嗓子)等。

(2)复杂性抽动。不停地耸肩膀、踢腿,不停地重复骂人的话等,而这些动作毫无意义。

(3)秽语抽动综合征。骂人和挤眉弄眼、不停地耸肩踢腿等症状同时出现在一个孩子身上,并且持续存在一年以上。21岁以下的男孩多见,后面我们将有详尽的描述。

（七）治疗

1. 癫痫药物治疗的原则

早期、单药、从小剂量开始,根据疗效逐渐增加或减少用药的种类及剂量;按时服药,不能突然停药,一般在服药后完全不发作3～4年,又经1年左右逐渐减量才能停药;至少每年复查一次脑电图;针对药物的副作用定期(基本上是一个月一次)复查血常规、肝肾功能。用药初期或是病情反复需调整用药方案时,最好监测血液里药的浓度。

选择适合病人及其发作类型的药物很重要,一般不是神经专科的医生,对这些药物都不是很熟悉,所以求助于专科医生很有必要。

2. 手术治疗

大概近1/4的孩子服药无效,我们称之为"难治性癫痫"。其中查到发作起源的可考虑手术治疗,譬如有颞叶病灶的难治性癫痫,手术治疗后67.9%发作完全停止,24%有不同程度的改善。

3. 护理

俗话说得好,三分治疗,七分护理,这句话适合于任何一种疾病。换言之,疾病恢复得不如意时,首先找找护理是否做到位了。

(1)癫痫患儿生活一定要有规律,按时作息,避免过劳、受凉和发热,不宜打牌、下棋、玩电子游戏机,以防诱发。

(2)养成良好的饮食习惯,忌吃生冷食物和辣椒及油腻过重食品,不宜喝浓茶、咖啡和有兴奋作用的饮料;不要单独涉水、登高、接触电器。

(3)发生抽筋时要立即就地平睡,将头歪向一边,及时清除呕吐物便于呼吸通畅;同时迅速将手绢、纱布等垫在孩子的牙齿之间,防止牙关紧闭时咬伤舌部;不能对孩子强行按压,以免造成骨折、脱臼。

谈到癫痫孩子的文化教育,应该知道:大部分癫痫孩子可以上正常学校,仅少数伴有学习困难或严重癫痫的需要就读特殊学校。上主流学校

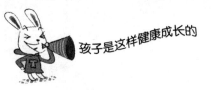

时,癫痫本身和抗癫痫药物可能会使孩子的学习能力减退,此时理所当然地认定他们学习成绩应该差而疏于管理,父母及老师的这种看法,很快就会使孩子出现"自我满足"感而放任自流,经常旷课、自我要求低下以及焦虑。

这里要强调的是,癫痫的一个重要特征是间歇发病。即使孩子每周发作一次(这被认为控制不良),每年仍有 313 天没有发作。因此,不要让癫痫病情控制和支配孩子的生活。过度保护、过多的限制和成就低下,是癫痫更为常见的继发性残障问题,应尽量避免出现。我们看到,家庭的这种过度保护通常持续到成人,最终会导致孩子与社会隔离、社交不良、极具依赖性、幼稚、自我要求低下,最终造成真正的成就低下。这种具有不良人格的孩子同样让人揪心。过度保护同样还见于一些患有哮喘或是肾病等慢性病的孩子,说出来就是要引起重视。因为一旦发生,纠正起来非常困难,早点防范是上上策。我们的目的就是尽量让孩子以后能成为一个可以自食其力的人!

所以,学校、父母、孩子和医生之间应该有良好的交流。有必要让老师了解孩子的病情,知道出现癫痫发作时学校应该做什么,这对癫痫的治疗至关重要。

(八) 预防

婚前检查时询问近亲中是否有癫痫,对可能引起智力低下和癫痫的一些严重遗传性疾病,都应进行产前诊断或新生儿期过筛检查,以决定终止怀孕或早期进行治疗。双方都有癫痫家族史的人应避免结婚。为了预防出生时脑损伤引起的癫痫,对于高龄初产者,如预计生产过程不顺利,应及早剖腹取胎,这样可以避免因缺氧、窒息、产伤引起孩子日后患癫痫。

四、运动发育障碍的罪魁祸首: 脑性瘫痪

这个病简称"脑瘫",是导致孩子肢体运动障碍的最主要原因。轻的只是手、脚动作不灵活或笨拙;严重的双手不会抓东西,不会翻身,不会坐、不会站、不会走,不会正常的咀嚼和吞咽等。可以伴有智力障碍、言语障碍、惊厥或其他异常。

(一)原因

1. 早产与出生时低体重。

2. 缺氧、产伤、先天性感染及核黄疸。

3. 先天性脑发育异常。笔者曾见过一个家庭凡出生男孩均为脑瘫,而女孩正常,提示可能与遗传代谢性疾病有关。

4. 人们还发现,随着现代产科和新生儿救治技术的飞跃发展,脑瘫的发病率并未下降,因此认为各种不良因素导致胚胎早期就有发育异常。

(二)症状

1. 早期症状。1个月以内的孩子可以有吃奶困难,如不会吸吮、吸吮无力、拒乳,或边吃边哭、呛奶及吸吮后的疲劳无力,因而孩子易发生营养不良,体重不增加或增加缓慢。还会有全身松软、超乎寻常的安静,如少哭、少动,或是哭声低弱。也有些孩子过分地哭闹、全身发硬、好打挺,经常从襁褓中蹿出去,有时是头偏向一侧,双下肢硬直伸展。易受惊,易抽搐、尖叫或是烦躁不安。自发运动减少,表现是出生后不动或是动得很少,呈无力状态。

2. 1~3个月时经常地手紧握拳,大人有意识地将小手扒开,但很快又握得紧紧的。不注意看人,不凝视;抱起来时头不稳定,左右摇动,颈子不能竖直,全身松软无力或是僵硬,姿势不对称。4~5个月时眼睛不灵

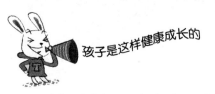

活,不追视,不注意看人,表情呆板不自然,逗其玩时无反应。6~7个月的孩子见不到手、口、眼协调姿势,头向后仰,肩后伸,下肢有交叉重叠表现。12~14个月不能独自站立行走等。

3. 肌张力异常。一种是肌张力增高,全身都是硬邦邦的,俗称"硬瘫",我们称之为"痉挛型瘫痪";第二种就是全身软绵绵的"软瘫",我们称之为"肌张力低下型瘫痪";还有一种是孩子在静止状态时,手足不断地出现不自主活动,我们称之为"手足徐动型瘫痪"。

4. 姿势异常。稳定性差,在运动或静止时姿势别扭,或左右两侧不对称。如双手屈指内收,双拳紧握,大拇指藏在其他四个手指里。"硬瘫"的孩子走路时有一种两脚交叉向前走的姿势,我们称之为"剪刀步态",这种孩子其实是不能很好地走路。孩子越紧张,情况就越严重。

5. 反射异常。对于刚出生的孩子,把笔杆或是手指放到孩子的手心里,孩子可以一把抓住,这就是人的原始反射即"握持反射",一句老话叫作"孩子的手能抓泥鳅"! 正常情况下,这些原始反射大部分3~4个月时就消失了,脑瘫孩子原始反射却保留很长时间。问题是孩子手不能很好地打开,很可能以后就不能抓东西,当然做其他精细动作会更加困难。

(三)伴随症状

因为伴随症状的不可预测性,所以这里我们只能谈概率。

1. 脑瘫儿童中约有25%智力在正常范围,50%出现轻度或中度智力障碍,其余25%为重度智力障碍。

2. 55%~60%有视觉障碍,最常见的是斜视。

3. 有5%完全失聪,8%部分听力丧失,较多见于手足徐动型儿童。

4. 约有30%~70%存在着不同程度的语言障碍,往往先出现吸吮困难、吞咽和咀嚼困难,再有发音不清、构语困难、语言表达障碍等。

5. 25%~35%伴有癫痫抽搐。

脑瘫孩子还会有牙齿发育不良、情绪行为障碍、四肢感觉异常、认识障碍等。另外,脑瘫患儿的生长发育较正常儿差,重症脑瘫更明显,营养较差而出现身体矮小,易患呼吸道感染性疾病。

(四)相关的检查

最主要是根据孩子的表现,譬如说3个月时孩子抬不起头,或是抬头的时间和角度不符合标准。4~5个月的孩子就可以看到病态姿势了,如肌肉的过紧、低紧张、动摇性,以及收缩不协调。6个月是发现发育迟滞和异常的关键,在检查时发现孩子运动明显的左右不对称,存在差异等。

1.脑干诱发电位检查,可以发现我们前面说的8%有部分听力丧失的孩子,是早期脑瘫诊断的重要标准之一,也是头颅CT无法替代的检查。

2.还可以做头颅CT、磁共振、脑电图及有关代谢方面的血液检查。

(五)脑性瘫痪早期诊断的概念

脑性瘫痪早期诊断一般是在出生后0~6个月或0~9个月间,其中0~3个月间的诊断又称超早期诊断。超早期诊断是以"中枢性协调障碍"(ZKS)表示。当不能明确为哪一种类型脑性瘫痪或不能判定是不是脑性瘫痪时,只要有姿势反应性异常,可诊断为中枢性协调障碍。

(六)高危儿的早期干预

1.什么是高危儿

我们说的高危儿是指将来有可能发生脑瘫的孩子。分成以下几方面的情况:

(1)胎儿期因素(产前因素)。母亲的年龄在16岁以下和40岁以上;既往家里有异常孩子的出生;妊娠早期的性器官出血;妊娠3个月以内病毒感染,有吸烟习惯;放射线腹部照射;有内分泌疾病史;肥胖,怀孕时有高血压症;妊娠中的感染、重症疾病;长期用药、贫血等。

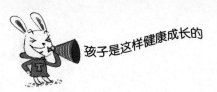

（2）分娩时因素（产时因素）。产程延长、难产、胎位不正、脐带绕颈、胎盘早剥、前置胎盘、羊水异常、胎儿呼吸窘迫等。

（3）新生儿期因素（产后因素）。早产、过期产、低出生体重儿，双胎、巨大儿、足月小样儿，缺氧缺血性脑病、新生儿病理性黄疸，有呼吸暂停、青紫发作、持续低血糖、吸入性肺炎、硬肿症、畸形、产伤、颅内出血、重症贫血、感染、中毒、电解质紊乱等。

2. 如何进行定期随访

生后28天新生儿有上述情况之一者，属于高危儿。在出生后即可以进行相应的检查（新生儿行为神经测定）和早期干预，并填报"高危儿报告卡"。出生后6个月内每个月检查1次，6个月后每2个月检查一次，检查的内容包括运动发育、神经反射、姿势、肌张力、感知觉发育、智力发育等。发现异常情况可增加检查次数，同时进行相应治疗措施。

（七）预后

当家长们知道自己孩子有脑瘫时，常常会问："情况严重吗？""孩子将来能走吗？"所以脑瘫的预后是家长特别关心的问题，也是脑瘫康复工作者致力研究的课题。

1. 影响预后的因素

一般认为影响脑瘫患儿预后的因素有以下几种：

（1）重症脑瘫患儿由于运动功能障碍严重，进食困难、身体虚弱，加之合并有一种或多种并发症，预后比轻症脑瘫差。

（2）脑瘫的早期发现和早期治疗，是促进正常运动发育，防止挛缩和畸形的关键。

（3）脑瘫的康复治疗不应该迷信于某一种治疗方法，如"一种药物、一次手术解决终身问题"的说法，是不科学和不实际的。康复治疗方法不得当，可能产生适得其反的效果，加重病情。

（4）患儿自身和家庭成员在内的全社会对残疾和康复的认识,对于脑瘫患儿的康复效果以及将来是否能真正回归社会,成为主流社会成员很重要。当然,脑瘫的预后还与家庭的文化、经济状况、社会的发展水平有关。

一般估计,脑瘫患儿25%可以上普通小学,25%需终身照顾,25%可勉强生活但无法接受教育,另25%需在特殊的学校进行功能锻炼及职业训练。

2. 步行能力的预测

脑瘫的孩子是否能够走路,是家长最为关注的问题之一,尽可能让孩子获得步行能力,也是医生与训练师为之努力的最大目标。许多学者通过多年的临床研究,对步行能力的获得进行了预测。

（1）我们知道,人在摔倒时,通常会发生手的骨折:即跌倒的一刹那手先伸出去,这就是人体保护性反应在跌倒时发生的作用,也是人的本能。若孩子12个月以后仍然没有出现这种保护性反应（降落伞反射）,则今后步行的可能性非常小。

（2）2～3岁之间获得独自坐立的能力,将来有部分可以步行,部分需用拐杖辅助步行。如果在60个月之前,能获得交替性四肢爬行的能力,一般就能发育到拄拐杖步行的水平;如果18个月以内仰面朝天时自己可以坐起来,44个月以内获得了向侧方行走能力的患儿,将来可以获得独立步行或用拐辅助步行的能力。

（3）硬瘫（痉挛型瘫痪）的孩子在生后9个月内如果能在趴着时抬头,在24个月之前能够完成自己独坐,30个月之前已经会交替性四肢爬行,将来可以发育到独立步行,并有实用性的水平。相反,如果在36个月之前尚不能独坐者,则将来多数不能步行。

（4）手足徐动型患儿坐位获得时间,与步行可能性间的关系不如硬

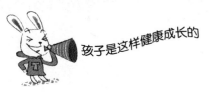

瘫型患儿那样明确。这样的孩子 2 岁前已经获得坐位能力,以后也未必都能发育到可以步行的水平。而 3 岁以后才获得坐位能力的患儿,以后大多不能步行。

3. 步行开始的时间

痉挛型偏瘫的孩子大多数在 2～3 岁时开始步行,几乎所有患儿都可独立步行。痉挛型四肢瘫痪的孩子如果能发育到步行的水平,一般在 8 岁之前就已经会走,很少超过此年龄。手足徐动型与混合型患儿在 2～10 岁前开始步行,有 80% 左右的孩子可以获得步行能力。

4. 脑瘫患儿存活年龄判断

90% 以上轻度运动障碍及自己可以吃饭的孩子可以活到成年,平均期望寿命 30 岁。偏瘫预后较好,可以与正常人相差不大。手足徐动型及痉挛型四肢瘫痪,预后较差。多数严重脑瘫患儿,15 岁之前将会死亡。对于头部不能直立,需鼻饲喂养的患儿平均期望寿命 9 岁;完全依靠他人喂养者,平均寿命 16 岁。

综上所述,大多数学者认为,脑性瘫痪孩子由于症状千差万别,康复预后的情况亦不尽相同。我们的经验是:孩子的康复效果与其体质有十分密切的关系。同时在治疗中强调家长积极参与,是脑瘫康复预后的良好保证。还要求社会各界人士都参与、协调合作,不遗余力地让这部分孩子能够回归社会。

（八）治疗

主要治疗手段包括功能训练、矫形器的训练、手术治疗。开始治疗时应该在正规治疗机构中进行,治疗间歇期可回到家中。其他的一些方法,譬如高压氧、水疗、电疗等,对功能训练起辅助作用。

五、喜欢扮鬼脸、咳个不停的病：多发性抽动综合征

在日常生活中，我们身边总有些孩子不讨人喜欢，他们不是挤眉弄眼动胳膊动腿，就是咳个不停，没有闲的时候，甚至还会说粗话骂人。其实他们内心并不想这样做，也就是说，这些异常行为是他们自己控制不住的。于是家长经常带孩子到眼科、五官科、神经内科看病。医生查不出什么问题，治疗当然没有效果。也有些家长认为孩子是在故意捣蛋，给予严厉批评，结果是越说越厉害。这就是我们称之为"多发性抽动障碍（症）"或"抽动-秽语综合征"的疾病。

这个毛病非常常见，而且容易惹出误会。需要说明的是，不要一听到"抽"就害怕，前面已经详尽地叙述了癫痫抽搐，是脑神经细胞的异常放电风暴，而抽动症则是一种精神障碍性疾病，大多数没有大碍。

（一）特征

发病年龄一般是在 4~12 岁，以 7 岁时发病最多，男孩明显多于女孩（4:1）。以挤眉弄眼、皱鼻咧嘴最为常见，也最早见。如果孩子出现以下表现，就要提高警惕了。

1. 运动抽动

可以归结为一句话，全身动个不停，但是一系列的运动对生活及学习毫无意义。这些动作中眨眼被认为是最常见的首发症状。表现为不停地眨眼，频繁做鬼脸、努嘴、耸鼻子。头颈、肩部的抽动表现为点头、摇头、转头、耸肩等；上肢抽动表现为搓手、握拳、甩手，无目的伸展；下肢抽动有踢腿、伸腿、抖腿、跺脚，膝关节及大腿的屈伸；躯干抽动表现为挺胸、收腹、扭腰等。还有复杂运动性抽动，即各部位多余动作同时来，如上面是扮鬼

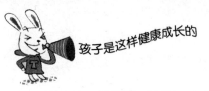

脸,下面是跺脚、转圈、下蹲等。

2. 发声抽动

上述的运动抽动一般对别人没有干扰,但是发声抽动已经到了外人不能接受的地步。譬如,在各种场所,尤其是在课堂上毫无顾忌地大声清嗓子(类似于咳嗽),喉中发"吭吭、喔喔"的响声,干咳、吸鼻子、吐痰。有点教养的老师恨得咬牙切齿但又不好发作,立马打电话把家长"请"去,让带孩子去看"感冒"。耐心差点的老师,很可能做出过激行为(常见这些报道),因为实在是让人受不了! 有的孩子甚至不断重复骂人的话,无意义、无目的地迸出脏话(秽语)。

3. 感觉性抽动

自诉身体有压迫感,什么痒啊、痛啊、发闷啊,发冷、发热,或其他异样不适感,往往出现于发声及运动性抽动之前。

约85%的孩子有不同程度的行为障碍,即注意力不集中、多动,出现强迫动作。譬如说有一个孩子因为学习时常挨打,养成了仰头、张嘴、抬手的一连串习惯性护卫动作,稍稍不如意,这一连串的动作就来了。还有的孩子一开始是模仿自己心目中的某个偶像眨眼耸肩、清嗓子,以后这些动作形成了习惯,就不停地出现,甚至影响自己的生活。当被问及为什么要这样做时,他会说,感觉脖子酸,总要歪一下头才舒服;感觉眼睛干、嗓子干,就是要眨眼睛、清嗓子才行。

个别孩子还会有破坏行为。容易发生冲动、攻击行为,譬如说欺负比自己小的孩子,有时候也敢"犯上作乱"欺负比自己大的孩子,做事不计后果,还会产生自伤行为。因为静不下来心,所以学习困难,焦虑、烦躁、脾气大,在周围人的白眼中情绪低落。无论是哪种情况的异常,均是不自主、无目的,频繁出现而不能自控的。

儿童抽动障碍(症)发作时间持续数周至数月的,我们叫短暂性抽动障碍,超过一年以上的叫慢性抽动障碍。

（二）原因

1. 家族成员中有精神病史或抽动－秽语综合征的,发病率明显增高。

2. 约50%～60%的患儿有脑电图异常,提示有大脑功能失调。

3. 受到强烈的精神创伤或重大生活事件的影响,譬如说家庭成员之间的不和谐、挨打骂受刺激,或是车祸受惊吓、学习压力大等。

4. 确实有结膜炎、慢性咽炎,长时间的眨眼干咳养成了习惯。

5. 近年来医生们也发现发热和某种细菌感染可使抽动和强迫症加重。使用青霉素之后抽动症减轻。

6. 多动症患儿长期服用苯丙安、利他林,可产生抽动障碍或使抽动症加重。

7. 行为模仿:有些孩子对别人的眨眼、抽动鼻子、清嗓子等行为很有兴趣,反复模仿而逐渐固定下来。

（三）治疗

1. 原则

抽动症按临床特征可分好几类:

（1）如短暂性抽动障碍、慢性运动或发声抽动障碍,就是前面说的不停地清嗓子、干咳、耸肩膀、做鬼脸等,已形成了一种固定不变的习惯。一般预后良好,不影响孩子的生长发育,不需药物治疗。

（2）而发声与多种异常运动并存的联合抽动障碍（抽动－秽语综合征）,是一种慢性精神障碍性疾病,不同程度地干扰损害孩子的认知功能和发育,影响社会适应能力,一般认为应该接受药物治疗。譬如说注意力不集中,影响学习,经常说脏话或是骂人,会被误认为是故意捣蛋的坏孩子,遭到批评或训斥,造成心理阴影,甚至以后会有反人类、反社会的倾向出现。所以不能把抽动－秽语综合征当成孩子调皮,而延误诊断。病程

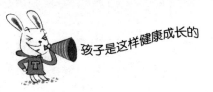

超过一年就变成慢性,治疗更加困难。应早期诊断,早期服药治疗。

2. 对孩子确有沙眼、鼻炎、扁桃体炎等原发病的,要在医生指导下服药治疗。

3. 心理治疗

对于这样的孩子,家长一定要有耐心,最好是把孩子的注意力转移,想方设法纠正孩子的不良行为。譬如说带去看病,可以适当暗示孩子,这是一种很好的药,点上去眼睛就好了,或是嗓子就不干了,孩子不自主眨眼、清嗓子的情况可能会有所改善。相反,各种打骂训斥,或是当着孩子的面老是跟别人说:"我家这孩子就是爱咳嗽(清嗓子),上课都咳,他们老师都恨他!"好了,你这叫心理暗示,实际上起到提醒的作用,会使孩子嗓子清得更欢,抽动症状更重。

做相反习惯的训练可减轻抽动症状,如对发声抽动(清嗓子、干咳)的孩子可进行闭口、有节奏缓慢地做腹式呼吸,从而减少发声抽动。夫妻吵架、影视中的暴力镜头对孩子不利,一定要避免。心理治疗时一定要设法得到老师的帮助,取得他们的合作与支持,减轻对孩子的学习压力和歧视。不要勉强做一些孩子极为反感的事情,如强迫孩子练琴、做超额的课外作业等。

4. 药物治疗

必须在专业医生指导下用药。疗效因人而异,且每人的有效剂量差异也很大,疗效最大而副作用最小,是我们追求的目标。因此,各种药物从小剂量开始,缓慢增加剂量,以减少药物副作用的发生。还有,一定要在医生的指导下用药并调整剂量,切忌自行增减剂量。

(四)预后

20世纪70年代以前多发性综合征被认为是一种终身性疾病,但近年来的研究表明,本病是一种与遗传有关的发育障碍性疾病,至青春期后有自然完全缓解的可能,预后相对良好。抽动症状可随时间的推移逐渐减轻或自然缓解,大多数患有本病的孩子在长大成人后,病情向好的方向发展,过上正常人的生活。少数病人症状迁延,可因抽动症状或伴发的行为问题而影响生活质量。一直持续至成年的这部分病人,其症状通常不会比儿童时期更糟,多数人随着年龄增长,会越来越懂得如何去掩饰或修饰他们的症状。

六、耳熟能详的多动症

(一)有趣的命名

多动症是一种较常见的儿童"行为异常性"疾患。19 世纪医学文献上把类似多动症的表现,精辟地称为"冲动性愚行"。后来又发现,这样的孩子多多少少都有点脑损伤,于是 1947 年起从病因学角度,命名该病为"轻微脑损伤综合征",后改称为"轻微脑功能失调"。20 世纪 60 年代,世界卫生组织(WHO)和美国精神病学会(APA)分别称之为"多动性障碍"和"注意缺陷障碍";1987 年,美国精神病学会改称为"注意缺陷多动障碍"。因此,注意力差和多动,就是本病的两大特征。

这样的孩子智力大都正常或基本正常,但注意力涣散,活动过多,冲动任性,自我控制能力差,以致影响学习成绩。有时发展为冲击性、破坏性行为,甚至导致少年犯罪。国内的发病率为 1.3% ~ 8.6%,其高发年龄为 6 ~ 14 岁,男孩的发病率明显高于女孩,约为 4∶1 ~ 9∶1。

(二)症状

7 岁以前发病,我们把这种孩子戏称为"乱子",两大主要症状为注意力不集中和多动,两者往往同时存在。

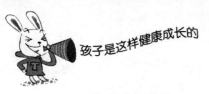

1. 注意力不集中

(1)譬如说正在上课,外面即使是一个毫不相干的人走过,他都会站起来恋恋不舍地目送很远。如果此时老师处理不好,可能引发纠纷。

(2)不能耐心地等待排队。

(3)不管听没听明白,抢别人的话题。

(4)做功课或玩耍时还在做其他不相干的事。

(5)做事没有条理,没有监督时很难有始有终地做完一件事。

(6)我行我素,想怎样做就怎样做,不听从指挥。

(7)粗枝大叶,马马虎虎,丢三落四,如书本、作业本、铅笔等经常丢得不知去向,把"6"看成"9",把"d"读成"b"等。

(9)情绪容易激动,稍微受点批评可以"黯然泪下",稍微受点表扬又立刻"破涕为笑"。

2. 多动

(1)手或脚不停地运动,即使上课坐在座位上也全身动个不停,并常常离开座位。

(2)不能安安静静地玩耍。

(3)话说得太多。

(4)自己不老实还去干扰别的人学习。

(5)人家对他讲话,他往往听不进去。

(6)做事不计后果,毫无顾忌地参加危险活动,经常看到电视上一些这个年龄段的孩子,不是掉到哪个小洞里就是卡在某个匪夷所思的地方。如果发现自己孩子有上述情况,并持续 6 个月以上,即要考虑有多动症的可能,需带孩子到儿童心理门诊或儿保门诊就诊。

（三）不同时期多动症的一些表现

1. 婴儿期:表现为不安宁,过分哭闹。

2.幼儿期:两三岁时就特别不听话,睡眠不安,常有遗尿,大多不好好吃饭,培养正常的排便、睡眠习惯困难。

3.学龄前期:症状渐明显,干事注意力不集中,活动过多、不能静坐,爱发脾气、破坏东西,玩具满地撒、不爱惜,对动物残忍、有攻击性,常和小朋友打闹。

4.学龄期(6~12岁):上述多动的一切症状都显露出来。

5.中学时期(12岁以后):活动过多可能逐渐减少,注意力集中仍然困难,接受教育能力迟钝,缺乏自尊心和动力,办事不可靠,有攻击及冲动性行为,对刺激反应过强。有过失行为,说谎,逃学,容易发生事故或少年犯罪。

6.成年时期:多动明显减少,但仍有半数以上的人和正常人有所不同,注意力容易转移,冲动、易与人争执或打斗,参加集体活动有困难;酗酒嗜赌,工作不能胜任,缺乏理想和毅力,甚至会有品行障碍和反社会人格等不良现象。

（四）病因

1.家庭和社会因素,对多动症的发展和结局均有影响。如母亲患抑郁症,早期母爱剥夺,父母离婚,家庭气氛紧张,亲人死亡,学习负担过重,父母或教师处理孩子问题不当等。

2.各种原因的脑损伤。

3.部分多动症孩子的脑电图有慢波功率增加,提示多动症儿童存在觉醒不足,这往往是注意力分散的基础。

4.头颅CT或磁共振检查发现,有些多动症孩子大脑某个部位发育异常、血液灌输不足,葡萄糖代谢低下,不能产生足够的能量维持脑的活动。

5.脑内神经递质（如去甲肾上腺素、多巴胺和 5－羟色胺 ）水平

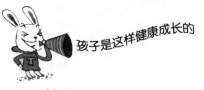

低下。

6. 铅的影响。

（五）诊断

麻烦就在于这种病的诊断不能依据某一样化验或是拍的片子，完全依赖家长提供的症状。其实多动是孩子的天性，大家可以仔细观察以下几点，把正常和异常的多动区分开来：

1. 正常的孩子尽管多动，但是对感兴趣的事能聚精会神。譬如看自己喜欢的动画片，或是做自己喜欢的手工劳动时，就会坐着不动，还讨厌别人干扰。而多动症孩子玩什么都心不在焉，无法有始有终。

2. 正常孩子在陌生的环境和特别要求下，能约束自己，可以静坐，而多动症孩子根本坐不住，静不下来。

3. 正常孩子的好动行为一般有原因、有目的，而多动症孩子的行为具有冲动性，缺乏目的性。

4. 调皮的孩子聪明，思路敏捷、动作协调，没有记忆辨认的缺陷，而多动症孩子则有明显不足。

5. 还有一些孩子，他们平时并不多动，看上去很文静，但学习成绩总是上不去。突出表现是注意力不集中，容易走神，学习困难，做事拖拉，粗心大意，久而久之易产生自卑、消极心理，出现厌学、逃学、说谎等行为。为此，有些并不多动的孩子也可能患有多动症，这一点应当引起家长注意。

（六）治疗

1. 心理及行为治疗方法。自我控制的训练，目的在于使孩子在日常生活中养成"三思而后行"的习惯，加强自我调节、自我行为控制。譬如，出一道简单的题目，在回答之前必须完成：停止其他活动，保持安静；看清题目；听清要求；开口回答。这种方法还可以用来控制孩子的其他一些冲动性行为。譬如带孩子过马路时,要求在过马路之前必须完成停、看、听、走的动作。一旦动作定形、变成习惯,孩子的自制力就能大大提高。还有,孩子吃饭、做作业时,家长一定要控制环境,不要主动去分散他们的注意,以培养患儿一心不二用的好习惯。

2. 行为矫正疗法。表现好及时给予表扬、奖励,表现不好批评、取消奖励等。

3. 疏泄疗法。心理上的疏泄是让孩子把对人、对事的不满和意见都讲出来,使孩子心情舒畅,能同大人融洽相处和相互合作。生理上的疏泄是让孩子每天安排一定时间的体育运动,让其多余的精力在体育运动中得以宣泄。

4. 社交技能训练。教会孩子社交行为需注意的技巧,譬如,怎样去做才能得到其他孩子的接纳。当受到其他孩子拒绝、嘲笑时,应该如何面对。要劝止一些攻击性行为。帮助父母认识、注意缺陷多动障碍是一种病,改变将这样的孩子当作"坏孩子"的看法。

5. 放松训练。多动症孩子的身体各部位总是长时间处于紧张状态,如果能让他们的肌肉放松下来,多动现象就会有所好转。在施行放松训练时,每小时放松 15 分钟。重要的是,对待多动症的孩子要求不能与一般孩子一样,只能要求将他们的行动控制在一定范围内,随后再慢慢提高要求。

6. 药物治疗。利他林是当前国际公认的治疗儿童多动症的首选药物(一线药物),应在医生指导下服用,从小剂量开始,效果不显可酌情增量。最常用的方法是利他林片每天 1 片(10 毫克),早餐后服用。服药期间应经常与老师联系,密切观察服药反应,摸索其有效量。一般 6 岁以下及青春期以后原则上不用药,节假日(不上课时)停药,有癫痫及抽动症的孩子忌服利他林。在多动症治疗过程中,许多失败或是疗效不理想者,

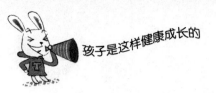

往往都是重视吃药而忽视了上述心理及行为的训练。

七、他为什么不睬人，只跟自己玩：孤独症（自闭症）

经常碰到家长问这样的问题："这孩子不聋不哑，怎么就是不说话呢？""你喊他，他也不睬你，自己一直动个不停！""他就自己玩，从来不与其他小朋友玩！"其实出现这些问题，我们就要考虑一下，这孩子是否有儿童孤独症了。

儿童孤独症是一种起病于婴幼儿时期，以社交障碍，兴趣狭窄，行为刻板、重复为主要特征的心理发育障碍性疾病，多数伴有不同程度的精神发育迟滞。1万名儿童中约有 2~4 例，多见于男孩，男女比例为 4:1~5:1。

自闭症从它被人们认识开始，一直让许多专家和父母感到困惑。导致自闭症的原因还不是很清楚，从现有的症状分析，这些孩子的大脑可以接受感觉信息，所以他们大部分是可以学习的，但是大脑分辨信息的能力非常奇特，常常是接受其中一部分，而另一部分则完全拒绝。对于能进到大脑皮层的信息，自闭症儿童会学得比任何人都好；进不去的部分，则似乎如何加强刺激都没有用。

本症预后大多不良，往往残留行为障碍，不能融入社会，不能独立生活，仅少数人年长后，能适应社会生活。实践证明，发现和训练越早越好，早期发现孤独症的孩子，用智慧和耐心打开孩子"自闭"的门，让其融入社会，至关重要！

（一）各年龄期特点

孤独症儿童在不同时期表现出不同的症状：

1. 婴儿期。常说眼睛是心灵的窗户，"相视一笑泯恩仇"。但是这种孩子心灵的窗户是关闭的,缺乏"相视一笑"的功能。而且在 1 岁以内的婴儿期即回避目光接触,缺乏与人"眼对眼"的凝视,即使是自己的家人,他们也不能像正常孩子那样,以凝视来表达自己的感情。他们不会对人微笑,将他们抱起时,他们不会主动伸手做被抱的准备,不会将身子贴近母亲。

2.1~3 岁的幼儿期。幼儿仍然回避目光接触,呼其名似未听见,对自己亲近的人不依赖,很少与同龄人玩,不会与他人分享快乐与烦恼,不会关心别人。

3. 到了大约六七岁的学龄期后,他们目光对视增多,开始有感情建立,但仍然缺乏主动性与兴趣,缺乏交往技巧与方式。譬如找小朋友时没有语言招呼,突然拍人、揪人甚至是撞人一下,然后自己就走了,没有接触人的内容和目的。他们的孤独还表现在对周围的事不关心,自己愿意怎样做就怎样做,周围发生什么事似乎都与他们无关,从不会和人打招呼,即使对父母也毫不依恋,如同陌生人。糟糕的是,这些孩子在成年之后仍然缺乏交往的兴趣与技能,部分对异性产生兴趣,但大多不能建立恋爱关系和结婚。

(二) 语言

孤独症儿童大多数言语很少,重症病例几乎终生不语,存在严重交流障碍。部分孩子 2~3 岁前曾有表达性语言,但以后渐减少,甚至消失。譬如,我们遇见的一个孤独症孩子,在 2 岁时主动喊了一声"妈妈",后来再也不说话了。这样的孩子虽更倾向于用动作、姿势进行交流,但除了拉大人手走向他想要的东西外,其他用于表达的动作、姿势很少。表情漠然,不会用点头、摇头表达意思,有些会说话的孩子声音很小、很低或自言自语重复一些单调的话。有的孩子只会刻板地模仿别人说过的话,譬如会背儿歌、广告词等,但不会提问或回答问题。维持话题靠刻板的短语交

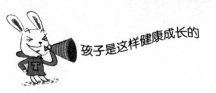

流,并且纠缠同一话题。语言的交流障碍还常常表现在代词运用的混淆颠倒,如常用"你"和"他"来称他自己。孤独症孩子时常出现莫名其妙的尖叫,这种情况有时能持续至 5~6 岁或更久。

（三）行为

对一般孩子喜爱的玩具或游戏缺乏兴趣,尤其不会玩有想象力的游戏,而对不是玩具的东西发生特殊兴趣。譬如,着迷于旋转锅盖,单调地摆放积木块,热衷于观看电视广告和天气预报,而对孩子们喜欢的有情节的动画片、儿童电视节目则毫无兴趣。日常生活习惯不愿被改变,一些孩子天天要吃同样的饭菜,出门要走相同的路线,解大便要求一样的便器,拒绝房间里任何形式的家具变动,甚至反复提问同一个问题,要求对方以同一方式回答,如有变动则大哭大闹,出现明显的焦虑。

"强迫性"或"仪式性"动作,表现在多数孩子无目的动个不停,譬如单调重复地蹦跳、拍手、挥手、奔跑旋转,也有的甚至出现自伤、自残,反复挖鼻孔、抠嘴、咬唇、吸鼻,或不可克服地触弄或嗅闻一些物体。几乎所有患儿都拒绝学习或从事新的活动。

（四）智力

多数患儿智力发育比同龄儿童迟钝,少数孩子智力正常或接近正常。但孩子能力发展可能不平衡,有不少孩子的音乐等机械记忆能力很好,尤其是对文字符号的记忆能力超常。如有位三四岁的患儿特别喜欢认字,见字就主动问念什么,并且只问一次就记住,为此他能毫不费力地阅读儿童故事书,但要他用词来表达自己的意思时,则很茫然。

（五）其他症状

1.感觉和动作异常。大多对疼痛感觉麻木,听到或看到突如其来的声响或强光不做相应的反应。跟他们讲话时,就像"对牛弹琴"一样没有回音。较多患儿好摩擦、拍打、撞头、咬硬东西,也有的患儿旋转身体多次而不发生眩晕。他们常因动个不停、好用脚尖走路而被误诊为"多动症",但另一方面,对某些刺激又特别敏感,有的对瘙痒、按摩、亲吻等不能忍受。

2.情绪不能融入周围的环境,自娱自乐,情感反应与周围环境不协调,譬如说在气氛严肃的地方突然大声尖叫。

3.情绪不稳,烦躁哭闹。

4.1/3 左右的患儿伴有癫痫抽搐。

(六) 病因

儿童孤独症的病因尚无定论,可能与遗传、器质性病变及环境因素有关。

1.同胞及父亲有孤独症的,发病率较其他人高,提示与遗传因素有关。

2.生下后患过脑膜炎、脑炎,或是有各种原因的脑损伤,母亲孕期有风疹病毒感染,也可能与发病有关。

3.长期处在单调环境中,缺乏丰富和适当刺激的孩子,会用重复动作来进行自我刺激,对外界环境就不发生兴趣。

4.过去发现,孤独症患儿的父母有一部分是专业技术人员,受过高等教育,比较聪明,但是过分强调自己对事业的追求,对孩子冷淡和固执,因而家庭缺乏温暖。但目前研究证明,对孩子照料上的不足与孤独症的发生无关。孤独症的父母与其他父母一样,并不存在照料孩子的缺陷或异常人格特征,父母与孩子间交往不正常的原因在于孩子,而不在于父母!而最大的问题是,此时的父母并没有意识到是这个孩子异常,常常出现自责、紧张焦虑,甚至抑郁情绪,从而进一步影响交往。

(七) 药物治疗

1.可以试用一些促进智力发育的药,但是疗效不确切。

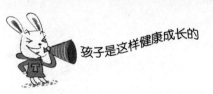

2. 还有一些抗精神病、抗忧郁的药,对患儿的情绪行为不稳、烦躁自伤、抑郁等有一定的效果,但必须在医生的指导下应用。

(八)其他疗法

由于国内对孤独症的认识较晚,国外很早就开展的早期治疗在我国刚刚起步。应该指出的是到目前为止,没有一种方法能防止孤独症的发生,也没有一种药物能使其治愈,但在医生、教师、家长共同努力下,通过早期训练,能使 6 岁以前发现的孤独症儿童恢复正常或接近正常(超过 6 岁效果就很不好),部分孩子可在学龄期进入正常学校学习。

研究表明,教育训练最好在 2 岁之前开始(这就需要我们普及这方面的知识)。训练前由医生对孩子进行一个详细的病情评估,再依照评估的结果对不同的孩子制订不同的教学计划。训练内容应周全、方便易行,能激发孩子的积极性,使其有主动参与的欲望。

每天训练的时间,美国等西方国家一般要求在 5 ~ 6 小时,国内目前还没有这方面的要求。但国内有些地方有每周训练 1 ~ 2 小时的,效果不大。我们认为每周训练的时间不应少于 30 个小时,而且针对每个孩子的训练时间每天不少于 2 小时。

1. 教育治疗

孤独症孩子有多方面障碍,其教育训练做起来非常困难,康复将是一个长期的过程,需要足够的耐心。所以,以家庭为基地,通过训练取得家庭成员的密切合作,可以达到行为治疗的最佳效果,当然,也可以在一些专门的训练中心进行特殊行为矫正。还有,孤独症的孩子即使家庭环境再优越,但如果被排斥在学校之外,获得良性发展的前景依然渺茫。这就需要孩子所在社区的幼儿园、小学有接纳孤独症儿童的意识及师资基础。

2. 行为治疗

消除正常同龄孩子不该有的行为,如莫名其妙地大笑、哭泣或害怕,自伤和暴怒等。避免与消除固定僵化行为,如固定的玩法、固定的走法等仪式性和其他刻板重复动作,僵化的思维方式等。

3. 感觉统合训练

如前所述,孤独症的孩子大多对疼痛感觉麻木,有感觉方面的异常,对异常声响或强光不做相应的反应,跟他们讲话时,就像"对牛弹琴"一样没有回音,旋转身体多次而不发生眩晕,动个不停,好用脚尖走路等,是大脑综合分析(我们称之为"感觉统合")的能力失调、本体感觉差的原因。

而大脑综合分析的能力又是儿童学习的基础,因此"感觉统合失调"训练是非常必要的。它涉及大脑、躯体和心理三个方面,可以增强自信心和自我控制能力,提高孩子对周围事物的兴趣,增强他们的注意力,促进语言、认知和社交等方面的发展。训练的主要范围是儿童五大行为领域。

(1)在运动方面,训练双脚同时跳、拍球、串球等,可促进大脑的发育,增强手眼协调性。

(2)在语言方面,可以反复用一个动作让孩子理解语言、发音和表达。

(3)在认知方面,用各种图片及故事磁带教会孩子辨别颜色、声音、数字,用季节变换的特征或是冷、热水让孩子感受冷热等。

(4)在生活自理方面,训练他们洗脸、刷牙、穿衣等基本的独立生活能力。

(5)在社会交际方面,鼓励他们参与集体活动,纠正他们在与他人交往中不恰当的表达方式,如吐口水、怪叫等;进行社会交往的培养,使其与外界沟通,最终回归社会。

4. 对家长的教育

家长得知孩子患有孤独症后,会出现焦虑、恐慌、绝望和内疚等不健

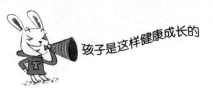

康情绪,给孩子的治疗带来严重妨碍。此时要给家长讲述孤独症是什么问题,并说明孤独症的病因至今仍不明确,与家庭环境和养育方式无关,帮助消除其内疚情绪。如能早期进行有计划的医疗和矫治教育,并能长期坚持,可取得较好效果,从而使家长由消极被动转变为积极主动。

(九) 预后

孤独症是慢性病程,预后的好坏与疾病的严重程度、康复治疗训练、特殊教育抓得早迟、是否长期坚持有关。研究发现,5 岁以前已经会用"有用"的语言、智商较高、早期就能得到训练教育的孩子,预后较好,有些孩子能进行学习并且独立生活。

孤独症的预后还与病因有一定的关系。如果原来就有脑的结节性硬化、心脏及肾脏疾病,有进行性衰退的,青春前期死亡率较高。有 1/3 的病例伴有癫痫(抽筋),这种癫痫有的在儿童早期发病,有的青春期发病,但大多发病不频繁。

八、电线发生脱胶故障:急性多发性神经根炎(格林 - 巴利综合征)

大家知道,我们的神经传导纤维就像电路中的电线,外边有一层绝缘体,这种绝缘体医学上被称为"神经髓鞘",使得神经传导的信息可以立即到位,而且互不干扰,不发生串味。如果神经的传导纤维受到疾病侵犯,发生了"脱髓鞘"病变,大脑发出的命令就会纠集在一起,执行命令的肌肉组织不知所措,上级命令不再被执行,就发生了各种肌肉的瘫痪。譬如,骨骼肌瘫痪就会有手脚不能动弹,呼吸肌麻痹就会发生可怕的呼吸衰竭,直至死亡。部分孩子同时存在感觉障碍。

（一）原因

1. 最常见的是空肠弯曲菌,各种病毒、支原体的感染。

2. 少数孩子与接种狂犬、麻疹等疫苗有关。

3. 还有说不清道不明的免疫及遗传因素。

（二）症状

以学龄前和学龄期孩子多见,农村的发病率高于城市。发病前可以有拉肚子,或是发热的病史。最常见的是急性起病,四肢尤其是双下肢不能动弹,病情严重者可以在 24 小时内发生呼吸肌麻痹,表现为呼吸急促、声音低微或是面色发青。有的孩子会有感觉障碍,譬如说神经根痛或是皮肤感觉过敏;还会有多汗、便秘,尿潴留。

（三）化验检查

医生会动员孩子做腰穿,起病 2 周后脑脊液中蛋白增高,而细胞数及其他都正常;还可以做神经传导功能的检查。

（四）治疗

1. 这种病恢复的时间比较长,护理应该高度重视,包括保持呼吸道通畅,及时拍背吸痰,多翻身,可以防止坠积性肺炎。

2. 尽早对瘫痪肌群进行康复训练。

3. 有呼吸肌麻痹的要上呼吸机,所以这种疾病最好在三级甲等医院救治。

4. 早期使用丙种球蛋白有利于病情早日康复,效果优于激素和单纯应用神经营养药物治疗。有效者 24 ~ 48 小时内可见病情不再发展,但也有无效者。

5. 恢复期可以试用神经营养药物,包括维生素 B1 或 B12 的肌肉注射。

6. 康复治疗如按摩、针灸、理疗等,目的是改善患肢的肌力及肌萎缩,

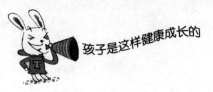

预防关节挛缩,促进肢体功能恢复。

（五）预后

肌肉瘫痪停止发展后数周内大多数孩子肌力逐渐恢复,3~6个月内可以恢复到正常。但有 10%~15% 的孩子遗留不同程度的肌肉无力; 1.7%~5% 的孩子死于呼吸肌麻痹。

内分泌篇

一、不是单纯血糖升高的问题：儿童糖尿病

说到这里可能有人会笑,这糖尿病是大人的病,小孩怎么会有？不要笑,下面的数字及我们之所见,这个问题已经让我们笑不起来了。据统计,儿童糖尿病发病总数约占我国糖尿病发病人群总人数的 5% 左右,而且每年以 10% 的幅度在上升,已经是一个比较严峻的问题了。

先说说糖尿病相关的知识,我们肚脐左上方有一条细长的像根带子的器官,医学术语称之为胰腺,可以看作是人体的化工厂。市场上常见到一种细长的猪内脏,老百姓称之为"延条"的,就是猪的胰腺。这个胰腺里面有一个特殊的结构,重量仅有几克,就是大名鼎鼎的"胰岛",胰岛的 β 细胞分泌着"胰岛素"。当然,胰腺的其他细胞还会分泌各种消化酶,担当着消化多种食物的重任。但是"胰岛素"主要是帮助淀粉类食物(糖)消化的,其他的如"胰脂肪酶"是帮助脂肪消化的。

我们吃进去的米饭、馒头、淀粉类主食,是最优质的燃料,在产生能量的过程中靠胰岛素帮助,可以彻底燃烧,不产生任何杂质。与糖尿病有关

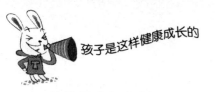

的就是胰岛素分泌不足或是缺乏,主食不能很好地产生能量。为解燃眉之急,维持生命,身体就会动用脂肪、蛋白质来产生能量。但是脂肪、蛋白质在产生能量的同时,会产生杂质,这些杂质是酸性的(我们称之为"酮体"),大量堆积在体内,就会对其他脏器造成危害,甚至导致急性死亡。

(一)分型

儿童糖尿病98%属Ⅰ型(读:一型)糖尿病。Ⅰ型糖尿病是由于胰岛的β细胞遭受破坏,胰岛素分泌极低甚至没有。又因为此时的胰岛功能不可能修复,必须终身用胰岛素治疗,所以称为"胰岛素依赖型糖尿病"(简称"依赖型"),以7岁以前和青春期发病率较高。

Ⅰ型糖尿病的病因尚未完全明确,已知与遗传有关,但是病毒感染、化学毒素、胰岛腺炎、不良饮食习惯等是本病的重要诱发原因。Ⅰ型糖尿病70%～80%在孩子时起病,一部分孩子能查出"胰岛素抗体"。这时的"抗体"不再是抵抗力,而是破坏胰岛功能的罪魁祸首,是"坏抗体"。因此,Ⅰ型糖尿病可以理解成是"蜻蜓吃尾巴,自家吃自家",我们称之为自身免疫性疾病。

还有一种Ⅱ型(读:二型)糖尿病,又称"非胰岛素依赖型"糖尿病(简称"非依赖型"),是分泌的胰岛素质量不好或是分量不足,或是相关细胞对胰岛素不太理睬(我们称之为胰岛素不敏感)。发病有两个原因,即遗传因素(对糖尿病易感)和后天的环境"不适当"。高热量饮食及不健康的生活方式,是后天不适当最重要的因素。鼓励孩子多多的、不加选择的吃,尤其是各种糖分很高的饮料,加上"望子成龙"式的学习,使孩子处于一种紧张的精神状态中,没有或减少了体育运动时间,成了发病率急剧上升最重要的理由。

我们曾经抢救一例糖尿病有严重并发症的孩子,自小起即酷爱各种含糖饮料,走进我们病房时,手上还是一瓶糖饮料。这孩子抽血化验时血糖高得惊人,医生发现迟一点就会丢了小命。像这样的病例现在已经不少见了! 流行病研究表明:近20年来的儿童糖尿病中,发病率增长快的还是 II 型糖尿病。II 型糖尿病胰岛 β 细胞有可能修复,这是两型糖尿病很重要的区别,也是普及儿童糖尿病知识紧迫性所在。

(二)容易发生糖尿病的因素

综上所述,儿童糖尿病容易发生在以下几种情况:

1. 有糖尿病家族史的儿童。

2. 肥胖或超重的孩子,所需消化的食物超过胰岛的负担,胰岛承担不了,只能撂挑子不干或是不好好干了。因此,医院进行正规胰岛功能检查中,就会发现很多肥胖儿童尽管血糖不高,但胰岛素水平高于正常人,我们称之为“高胰岛素血症”。这时尽管胰岛素分泌得特别多,但是质量差,不太管用。

3. 由着孩子的胃口吃,蔬菜和粗粮吃得少,长期只喝含糖饮料,不喝白开水,导致胰岛 β 细胞长期处于高负荷状态,从而发展成糖尿病。这里再次强调,切不可长期饮用含糖饮料。因为其他东西吃多了,胃肠不能负担会又吐又拉,提出抗议,而含糖饮料喝多了却没有任何不适,等到症状出来,很可能并发症已经来了。

4. 长期久坐不动,长期精神紧张,可导致人体内“升糖激素群”升高诱发糖尿病。

(三)早期发现糖尿病的招数

凡上述容易得糖尿病的孩子(我们称之为高危人群),可以根据情况,发现尿液中泡沫较多时查尿糖、空腹血糖,更准确的是餐后半小时、一小时、二小时、三小时的血糖。有条件的还可以查糖化血红蛋白及胰岛细胞分泌情况等。如果这次各方面都正常,以后每隔半年到一年再查一次,使孩子的身体情况得到很好的医学监护。

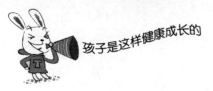

（四）症状

与大人不同的是，大多数糖尿病孩子平时好好的，在发热或是饮食不当时突然昏迷，送到医院抢救，医生追问到平时有"多饮多尿、多食和体重减轻"的症状，做出"糖尿病"的诊断。而平时门诊因为这些症状来看病的几乎没有。有许多孩子看病时仅有口渴，喜欢喝水等轻微症状，但检查已经是糖尿病了。这只能说，这种病喜欢搞突然袭击。所以，当孩子有夜尿增多，甚至频繁尿床，又有口渴，易饥饿食量大，吃了不长肉，长时间精神不振，生长发育不佳，脂肪肝，性成熟延缓等症状时，就要引起重视了。当然，糖尿病并不只是简单的血糖升高，麻烦的是并发症。

（五）并发症

糖尿病控制不良可以发生：

1.急性并发症是酮症酸中毒及各种感染，可以导致急性死亡。

2.中期并发症有生长发育落后、智能发育迟缓、肝大等，称为"Mauriac综合征"。

3.性成熟延迟。

4.注射胰岛素的部位皮下脂肪萎缩或是变厚。

5.关节活动受限。

6.骨质疏松。

7.晚期可以出现蛋白尿、高血压等糖尿病肾病，最后出现肾衰竭。

8.白内障、视力障碍、视网膜病变，甚至失明。处于生长发育阶段的孩子，糖尿病有其特殊性，有必要了解其自然发展的规律，做到心中有数。

（六）病程

1.急性期是指出现症状到医生确诊，时间大概是 1 个月。往往是突然出现的并发症如"酮症酸中毒"（简称酸中毒），或是高血糖及糖尿、酮尿。而这个酮尿就是体内蛋白质脂肪在提供能量的同时，产生了杂质

（酮体）堆积在血液里，出现在尿液中，引发了昏迷。

2.约3/4的孩子经过胰岛素治疗可以进入"暂时缓解期"，即各方面症状消失，少数孩子甚至可以不用胰岛素，一般持续数周，最长半年以上，此时应定期监测血糖、尿糖。

3.经过暂时缓解期，孩子又出现血糖和尿糖增高并且不容易控制的现象，提示病情处在了"强化期"。孩子进入青春发育期时，体内性激素增多等各种变化，致使病情不稳定，胰岛素用量较大。

4.青春期后病情逐渐稳定，胰岛素用量比较恒定，称为"永久糖尿病期"。

（七）化验

1.尿液检查，包括以下三项：

（1）顾名思义，糖尿病是小便里有糖。那么，尿糖检查就是诊断及治疗中一个很重要的环节。可以粗略估计这个时段的血糖水平，更利于胰岛素剂量的调整。

（2）尿蛋白检查可以发现肾脏的病变。

（3）尿酮体阳性提示可能有并发症出现。

2.早晨不吃饭查的血糖（即空腹血糖）≥7.0mmol/L，或是有糖尿病的症状，餐后任意时间的血糖≥11.1mmol/L，都是确诊的依据。空腹血糖5.6~6.9mmol/L，是空腹血糖受损；口服75克葡萄糖后2小时血糖7.8~11.0mmol/L，是糖耐量受损，后两种情况被称为"糖尿病前期"。

3.当然，复杂的还有糖耐量、血脂、糖化血红蛋白等检测手段。正常的糖化血红蛋白<7%，<9%是治疗良好的糖尿病，>12%表示控制不理想。糖化血红蛋白可以作为以往2~3个月血糖是否得到满意控制的指标。

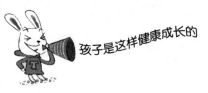

（八）治疗

1. 饮食

饮食中要关注总热量的供给。用一成不变的糖尿病饮食管理对待孩子,确实比较麻烦,麻烦的是孩子不愿意配合。但是,我们一定要按照要求去做,如果不能满足要求时,可以让孩子吃点黄瓜、西红柿,也可用青萝卜、桃、苹果、枇杷代替。定时定量,防止一次进食量多加重胰岛负担,或一次进食量过少,发生低血糖或酮症酸中毒。

儿童糖尿病需终身饮食治疗,计算饮食的热量是一件非常麻烦的事,不是专科医生都做不好的。现在我们认为调整能量最简单的方法,是自己买个微量血糖仪(这是必要的健康投资),在一段时间内测餐前半小时、餐后 2 小时的微量血糖,根据所测微量血糖的数值调整饮食。当然,调整胰岛素的剂量,也可以仰仗微量血糖的检测。家用的微量血糖仪一定要定期检查其所测的数值是否准确,可以将自家检测的血糖数值跟医院抽血查的血糖数值进行比较,或是请商家检测。主食最好选用粗粮,各种蛋白质一半以上最好是动物类的蛋白质,如禽、鱼类、各种廋肉,应选用植物油。

蛋糕、饼干、甜饮料、巧克力、冰淇淋等甜食,食入后吸收较快,使血糖升高明显,可以产生能量,但不含其他营养物质,最好不吃。

2. 运动

孩子的特点是活泼好动,运动对糖尿病治疗亦非常重要。运动时间一般选择在饭后或加餐后 1 小时为宜,最好不要空腹做剧烈运动,防止低血糖的发生。运动的时间是 1 小时左右,有条件者运动前监测血糖,运动前要多饮水,并携带食品和糖块以备急用。

3. 药物治疗

98% 的儿童糖尿病属于 I 型,故一经确诊,需要在糖尿病饮食计划的基础上,终生依赖胰岛素替代治疗。所以,胰岛素使用的方法及剂量是治疗成败的关键,需请专科医生加以指导。另外,长期佩戴胰岛素泵的孩子,应注意注射局部的消毒,定期更换部位,以防感染。

4.并发症的监测

糖尿病的治疗目的是防止并发症的发生。经过一段时间住院治疗,大概掌握了胰岛素的用量就可以出院了。此时要做的就是定期去医院检查。开始每2~3周一次,病情稳定可以每2~3月一次。要医生查的项目是身高体重、血压,还有胰岛素注射部位;要化验的项目是尿常规(其中就包括尿糖、尿酮体),空腹及餐后2小时血糖,糖化血红蛋白<9%,说明病情控制良好。每半年或1年查一次血脂、尿微量白蛋白、眼底及空腹或负荷后C肽水平。

二、身材矮小、痴呆:先天性甲状腺功能低下

甲状腺就骑在气管的起始部位。有的孩子脖子粗起来了,让孩子做咽口水的动作,就可以摸到肿大的甲状腺。这个腺体正常的重量仅几克,但是责任重大,在大脑某一部位的指挥下,分泌甲状腺素。而这个甲状腺素有促进大脑发育,促进产热,促进营养物质代谢等作用。孩子的甲状腺功能低下,就会有大脑发育迟缓的智力低下、生长发育和生理功能的低下。多数为原发性,其中以先天性合成甲状腺素不足(简称"先天性甲低")多见。由于"先天性甲低"发病率高,生命早期对大脑功能产生严重的影响,但是早期诊断、早期治疗效果好,我国自1995年起已将本病列于新生儿疾病筛查中。

(一)症状

孩子在出生时孕周往往超过42周,是个8斤以上的胖宝宝。但是生

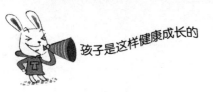

后会出现超乎寻常的安静,常常处于睡眠状态,体温低于 35 度,四肢凉。半年后出现特有的"痴呆"面容,如:头大、脖颈子短、面色苍白、毛发稀疏、唇厚、舌头常常伸出口外,智力低下,该坐的时候不会坐,该走的时候不会走,黏液性水肿等。

(二)化验

生后 2～3 天的孩子采用干血滴纸片的方法作为初筛,如果 TSH(促甲状腺激素)超过 15～20mU/L,就要抽血再查 T4(甲状腺素)、TSH(促甲状腺激素)。如 T4 降低、TSH 明显升高就可以确诊,这时的 T3(三碘甲腺原氨酸)浓度可以降低或是正常。如果 T4(甲状腺素)、TSH(促甲状腺激素)都低,可以做 TRH(促甲状腺激素释放激素,简称"释放激素")刺激试验,检查甲状腺上级部门"脑垂体及下丘脑"的功能。

(三)治疗

治疗原则是力争早期诊断、早期治疗,避免对脑发育的损害。一旦确诊,终身服用甲状腺制剂。用药量调整的目标是让 T4(甲状腺素)正常或偏高,以备部分 T4 转变成 T3(机体所需 T3 的 80% 由 T4 转化),TSH(促甲状腺激素)正常。治疗开始时每 2 周随访一次;血清 T4(甲状腺素)、TSH(促甲状腺激素)正常后,每 3 个月检查一次;服药 1～2 年后,每 6 个月检查一次。在随访过程中根据 T4、TSH 水平调整药量,并注意检测智能和体格发育的情况。

(四)预后

新生儿时发现病情,确诊后即正规治疗,预后良好。生后 3 个月内开始治疗,预后尚可,智能绝大多数达到正常。而 6 个月后才开始治疗,虽然可以改善生长状况,但是智力仍然会受到严重损害。

口腔保健篇

一、牙齿篇

（一）人类的牙齿

谁都想拥有一副健康漂亮的牙齿。的确,牙齿不仅是姣好、俊朗面孔的重要组成部分,也是唯一的咀嚼器官,是消化系统的"门户"。如果到了您八九十岁时,这副自己的牙齿还在忠实地履行功能,让您容颜不老、吐字清晰,品尝着舌尖上的所有,那也是人生的一大幸福!

人的一生应该有两副牙齿,即乳牙和恒牙。一般在生后 6～7 个月孩子就开始长牙了,这就是乳牙,共 20 颗,两岁半左右乳牙长齐;七八岁左右开始,乳牙按一定的顺序渐次脱落,十三四岁时乳牙就可能相继被大约 32 颗恒牙替换完毕。当然,男女孩换牙的时间会有差异,女孩可能会早 1～2 年。

保护牙齿最基本的措施是防病,而牙齿最常罹患的疾病是龋齿(虫牙)和牙周病(火牙),再就是错合畸形。导致龋齿和牙周病的主要原因是细菌。

223

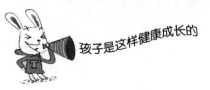

（二）婴儿篇

新生婴儿的口腔是看不见牙齿的,然而牙齿早在胎儿期就"潜伏"在颌骨中了。有趣的是,20颗乳牙的牙冠在颌骨内开始钙化形成时,牙根方还"居住"着日后替换乳牙的恒牙牙胚,实际上胎儿期是颌骨内存在"牙齿"数目最多的阶段。

乳牙的牙胚在母亲怀孕6～7周开始形成。这里需要强调的是,牙齿发育需要的钙、磷及其他矿物质和各种维生素,全部来自于母亲的饮食。氟化物是人体所必需的微量元素,它存在于水、大气、土壤和我们的饮食中。氟可以增强牙齿和骨骼的结构,还具有抑制细菌的作用,因此氟可以防龋齿。牙齿的发育还和水的含氟量密切相关,如果饮用水中的氟含量不足,我们可以通过各种方式进行氟含量的补充,例如孕期的母亲可在医生指导下服一些氟滴剂。但生活在高氟地区的宝宝,两岁之前可能会出现牙釉面不平整、牙齿呈黄褐色不美观,这就是"氟斑牙",是体内含氟量过高导致的。婴幼儿期发高烧、严重腹泻等,也有可能造成牙釉面的发育不全,牙齿表面形成一道道的"横沟",我们称之为"牙釉质发育不全",会影响牙齿的寿命。

（三）乳牙的萌出（正确使用磨牙棒）

正常的孩子平均六个月开始长牙,直到2.5岁乳牙全部萌出。出牙期有的孩子会发低热,体温多数在38度以下,流口水,喜欢咬乳头、咬人、咬坚硬的东西,以消除不适感。牙齿不仅白天长,晚上也在长,由于痒痒和不舒适,部分出牙期间的孩子晚上经常哭吵,难以入眠,这些现象会一直持续到牙齿萌出。此时可以选用合适的磨牙棒来帮忙。磨牙棒应该选择结构细密、硬度适中、持久耐磨的;磨牙棒的形状应该呈均匀圆柱状,有利于孩子抓握。而易断的磨牙棒不能很好的起到磨牙的作用,还有发生呛咳的危险。磨牙棒不添加防腐剂、人造色素及香料,口味自然,方便磨牙。孩子使用磨牙棒时家长必须在旁监护。让孩子保持坐立姿势,不能躺着,以免被噎。

（四）乳牙的使命

孩子乳牙除了有帮助消化的咀嚼功能,对学讲话时发音和容貌都有着十分重要的作用。除此之外,乳牙对恒牙的萌出还起着导向性的作用。正常情况下,乳牙必须维持到正常脱落,恒牙在乳牙的引导下,顺着正常轨道萌出到乳牙预留下的位置,才完成了使命。乳牙龋坏后过早脱落,其他牙齿会向这颗脱落的牙齿间隙倾斜,就像一个萝卜坑被别的萝卜占据了,下面恒牙萌出时坑的位置不够了,最终造成牙齿排列的错乱及拥挤。拥挤的牙列不容易被清刷干净,形成细菌的堆积和存留,是患上龋病和牙周病的重要原因。

（五）龋齿来自于传播

那么,导致龋齿的细菌是从哪里来的呢？一些不良的生活习惯,如大人咀嚼食物喂养婴儿,或用自己的嘴测试奶水温度等,就把自己口腔中的细菌播种到宝宝口中。当然播种并非传染,但是宝宝牙齿表面釉质较薄,抗龋齿细菌的能力弱,牙齿的龋病就发生了。所以,婴儿在六个月或一周岁时要进行第一次口腔检查,以后每年要检查一次,做到有问题早发现,早处理,早解决。

（六）有牙就要刷

大家都知道,刷牙是去除食物残渣和细菌的有效手段,婴儿6个月左右即第一颗乳牙萌出后,妈妈就需要为宝宝清洁牙齿了。方法是:将手洗净,用消毒过的棉纱布裹在手指上,蘸上清洁的温水擦洗牙面,早晚各一次。还有一些专门为婴儿制作的指套式软牙刷或海绵头的牙刷,可供家长套在手指头上为婴儿清洁牙面。六岁左右的孩子就有自己刷牙的能力了,正确的刷牙方法是选对牙刷,必要时请菌斑显示剂找准牙齿上的细

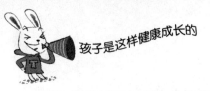

菌,家长只要负责检查监督就行!

有调查资料表明,很多家长都认为等到孩子牙出齐后再刷牙,甚至认为乳牙反正都是要替换的刷不刷无所谓。这种观念是不正确的。我们遇事总说"从娃娃抓起",是有一定科学道理的。乳牙的健康牵涉到恒牙的发育和健康,因而说婴儿期口腔健康就是一生牙齿健康的基石。乳牙的损害不仅带来疼痛(如奶嘴龋),影响孩子的进食,还会影响埋伏在乳牙根下恒牙的生长发育,造成恒牙列的畸形,酿成终生遗憾。

(七)选择牙刷

刷牙的目的是为了尽量的去除牙菌斑,同时又要不损伤牙齿和牙龈,孩子刷牙要用刷头小、刷毛软、弹性好、顶端刷毛磨圆,且刷柄便于持握的儿童牙刷。这种牙刷不会损伤牙齿和牙龈,在口腔内转动灵活,可以刷到牙列的各个部位,是有效清除细菌的保障。儿童牙刷的尺寸不尽一致,国家对3~6岁儿童保健牙刷尺寸有着特定的要求,各年龄段要求不同,生产厂家一般都有明确的标志,只要符合国家有关规定的产品都可以选择使用。

(八)使用氟化物

在低氟区或适氟区使用含氟牙膏。三岁开始就能用含氟牙膏,每次用量约黄豆大小,也可以在医生指导下口服氟片或使用含氟涂料,另外,经常吃些粗长纤维的蔬菜、水果和粮食,既可以帮助换牙,也能起到牙齿自洁的作用。

(九)六龄齿

是孩子六岁时长出来的牙齿,也就是第一颗恒磨牙。我们称六龄齿为"钥匙",意思说它就像一把门锁的钥匙管理着门户,全口牙列上下牙咬合关系都是由它决定的。上下左右四颗六龄齿承担了全口30%的咬合力,终身不再替换,其作用不言而喻。为了咬合的需要,六龄齿的咬合面上是凹凸不平的,还有一些天然的窝沟和裂隙,细菌很容易钻空子,在这些部位堆积而不容易清除干净,发生龋坏的概率就高。所以对于这么重要的六龄齿,除了认真正确的刷牙外,行之有效的方法就是做窝沟封闭。医生用窝沟封闭剂把一些较深的窝沟和裂隙填上,让细菌难以侵入。国家已将此纳入学龄儿童龋病防治规划项目。

(十)牙外伤怎么办

学龄儿童是活泼好动的年龄段,牙外伤的发生率较高,尤其好发生在前牙部位。牙外伤的种类很多,有受到震动而发生裂痕、折断、移位甚至脱出口腔。如果外伤造成牙齿完全脱落,采取的措施首先是"自救":把脱落的牙齿放在牛奶或一杯清水中(也可以用湿毛巾包起来),或让孩子含在舌下,赶紧到医院就医。此时可以将牙齿进行再植,如果能在三十分钟之内到达医院,再植的效果最好。其他牙外伤也应该尽快去医院由医生处理。

(十一)孩子也会得牙周病

牙周病是指发生在牙齿周边支持牙齿的组织发生了病变,好比是一棵大树,根周围的水土流失了。牙周组织包括牙龈、牙槽骨、牙周韧带(牙周膜),牙根表面的保护层是牙骨质。重度的牙周炎可使牙周溢脓,牙槽骨丧失,牙齿松动脱落。孩子们的牙周病多发生在牙龈,表现为牙龈充血、水肿。如果孩子刷牙咬物时有出血,是自行诊断牙龈炎的标志。牙周疾病的主要病因是牙菌斑。牙菌斑是以细菌和其毒素为内容的透明薄膜,以一种黏稠不定型形式黏附在牙齿表面,肉眼不易看见,用菌斑显示剂涂抹后显示出来。菌斑显示剂还可以用来检查刷牙去除牙菌斑的效果;漱口是不能清除牙菌斑的,正确的刷牙才是去除菌斑行之有效的手段。

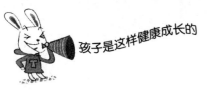
（十二）"洗牙"

专业人员称洗牙为洁治，是口腔专业人员在器具的帮助下高效率清洁牙齿的方法，是预防牙周疾病、去除菌斑的医疗手段，建议每半年或一年做一次。牙周疾病预防的原则是一生中要不间断、彻底而有效地清除牙菌斑。我们提倡自己刷牙和医生洗牙的联动。对儿童来说，只要能够接受洁治的治疗过程，就可以进行了。

（十三）错合畸形的预防

孩子牙齿萌出和替换过程中，常常因为某些原因造成的牙齿排列不齐、咬合不好的情况，医学上称为错合畸形。这种错合畸形是不能很好地清洁牙齿，最终导致龋齿的最重要原因。常见的错合畸形有：看上去牙齿"里出外倒""地包天""龅牙"。除了少数因为遗传造成的严重牙齿错合畸形并伴有面部畸形外，多数的错合畸形是可以预防的。

预防的措施：

1. 保护好乳牙和年轻恒牙，尤其是六龄齿。避免早期的龋坏和缺失，六龄齿缺失就像丢了大门钥匙，致第二恒磨牙前倾，发生咬合紊乱。

2. 口腔不良习惯造成的错合畸形，占各类错合畸形病因的四分之一，不可小觑。常见的口腔不良习惯有吃手指（吮指）、吐舌、咬下唇、下颌前伸、偏侧咀嚼、咬物等。不正确的喂奶姿势，如奶瓶压在婴儿的上颌前部，也会造成前牙反合。

3. 及时拔除滞留的乳牙，缺失的乳牙要请医生查看是否要做间隙保持器。

由于不良习惯造成的错合畸形，只要在 6～7 岁前纠正了，畸形大多能自行消失。除了教育孩子改正不良习惯外，使用专业医生制作的不良习惯矫正器也是帮助孩子改正不良习惯的方法之一。

（十四）刷牙攻略

前面文中说到口腔常见的龋病、牙周病,是由牙菌斑造成的,而牙菌斑是一种无色的黏着在牙齿上,肉眼又不易辨认的细菌膜,怎样才能发现这些埋伏的"集团军"呢?菌斑显示剂可以帮助您找出牙菌斑。使用时将显示剂放在口内充分嚼碎,再用舌舔置牙面内外,吐出口内残余物并漱口,此时对着镜子检查,牙面被染成红色或紫色(牙菌斑显示剂通常有红色或紫色两种)的部位即为牙菌斑附着的部位,颜色越深附着的菌斑越多。牙菌斑显示剂也会使舌和牙龈着色,但不会持续的时间很长。此物无毒无害,是一种植物染色剂。一般菌斑主要附着在牙缝内和牙龈附近的牙面上,在显示剂的帮助下牙菌斑暴露无遗。

在使用菌斑显示剂的最初几次刷牙时,家长应按照巴氏刷牙法指导孩子刷牙,直到孩子掌握了有效正确的刷牙方法之后,就可以不定期用菌斑显示剂检查刷牙的效果。刷干净了的牙齿,显示剂的颜色也会随之褪去。

恒牙列一旦建立,就可以使用著名的巴氏刷牙法,大体是:

1.牙刷到位。刷毛放在牙龈和牙齿交界处,与牙龈呈45度,使刷毛进入牙缝和牙龈沟,尽可能面面俱到,并按一定顺序让每颗牙齿的内、外及咬合面都刷到,不要有遗漏

2.几种有效的刷牙动作。短距离水平颤动,颤动的幅度不超过半个牙面,每个部位颤动约八次。

特别提示的是,换牙期的儿童可以使用"画圈"的方法刷牙,就是将刷毛放在牙龈沟处轻压使刷毛弯曲,在牙面上缓慢旋转刷牙,一般转动五次就换一处,一组一组的刷,切忌横刷牙。

医生的经验告诉大家:没有三分钟的刷牙时间是很难保证刷好牙的,刷干净的牙齿用指腹推一推,能发出"吱吱"的响声,可以作为自我检查

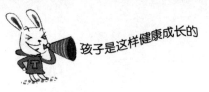

的方法。

国家卫生部二十多年前就将每年的 9 月 20 日定为全国爱牙日。旨在让大家爱护牙齿,预防牙病,提高生活质量,并为此拨付经费做了大量的儿童龋病预防工作。

（十五）牙刷的保管

用完后的牙刷,刷毛朝上立于杯中,为的是尽快干燥、防止细菌滋生。刷毛外翻的牙刷要及时更换,通过观察刷毛外翻的时间掌握刷牙的力度,通常两三个月更换一次牙刷较好。

二、嘴巴里有白色斑块的病：鹅口疮

又称"雪口病",是念珠菌感染在口腔黏膜上形成的白色斑块。

（一）症状

嘴巴里舌苔及两侧颊黏膜上可以见到一层白色的斑块,很像是奶块,但不易擦去。一般没有发热,不影响吃奶。重要的是:一部分重症营养不良或是长期使用抗生素的病人,也可以出现这种情况。

（二）治疗

用买来的 5% 碳酸氢钠(苏打水)1 毫升,加 1 毫升的冷开水清洗口腔,再涂上制霉菌素鱼肝油混悬液(不用也可以),可以很快见效,之后还可以服点益生菌之类的药物。还有,孩子吃完奶后喂点白开水,或是每天用清洁的棉签蘸点淡盐开水(水温不能高),每天给孩子清洗口腔 2～3次,有很好地预防作用。

三、与手足口病有点关联的病：疱疹性口腔炎

因为有大名鼎鼎的"手足口病"，所以有必要把这个病交代得比较详细。疱疹性口腔炎病原体是单纯疱疹病毒 I 型，多见于 1~3 岁的孩子，一年四季均可发生。

（一）症状

又称之为"口疮"，病变就在口腔。开始是发热，1~2 天后孩子开始闹人、流口水、不能进食，最多只能喝点凉的东西。于口腔的牙龈、颊黏膜、舌唇等部位出现单个或成堆的小疱疹，针尖大小亮晶晶的（俗称干疮）。如果手心及脚心出现疹子就要注意，可能是"手足口病"来了。体温在 3~5 天后恢复正常，疱疹完全消退需 1~2 周。

（二）治疗

只能喝点偏凉的流质。嘴巴里有疱疹的地方，可以喷点锡类散之类的药物。现在的锡类散前面有一节较长的细管子，很容易就可以把药喷上去，但是喷药之后的 30 分钟内最好不要喝水和进食，否则就将药粉给冲掉了。服用点清热解毒的中成药，但是有发热或是进食困难，就要用抗病毒的药、补液再加点抗生素了。

四、花舌头（地图舌）

花舌头又称地图舌，是一种发生在舌黏膜浅层的慢性剥脱性舌炎。经常发生于舌面的不同部位，并可变换大小和形状，所以又称为游走性舌炎。

一般多见于体弱的婴幼儿，孩子有地图舌的同时，又有头发枯黄稀

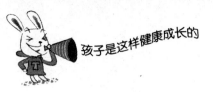

疏、易脱落,经常感冒、扁桃体炎及肺炎;出汗非常多,指甲出现白斑及倒刺;多动,注意力不集中、记忆力差,学习能力下降。出现外伤时,伤口不易愈合,口腔溃疡反复发作等。

地图舌发生的原因并不十分明确。可能与肠道寄生虫或胃肠功能紊乱有关;也可能与孩子神经系统发育不健全,情绪波动有关;还有部分孩子的父母有过地图舌,故有一定的遗传倾向。部分孩子补锌后症状可以缓解,说明跟锌缺乏有关。

单纯地图舌孩子一般没有明显的不适,经常是自生自灭,也就是可自行修复。这种情况不需服药。但是如果有其他症状,譬如说抵抗力不好,口腔溃疡反复发作等,就要注意分析与发病有关的因素,如不良刺激及口腔病灶。

治疗方面应注意合理饮食,多吃新鲜水果及蔬菜,防止挑食偏食,不吃油炸、膨化、烧烤等对口腔有刺激的食物;并保持口腔卫生预防继发感染,地图舌明显时,可以用软毛刷清洗舌面,再用0.5%的小苏打水漱口。对症状明显的患儿可口服锌硒康及维生素 B 族。

如何给孩子喂药

如何给孩子喂药,是我们儿科医生看门诊时喋喋不休、讲得最多的话题。

一、喂药的原则

这里提醒大家的是:在喂药以前您最好先看看说明书,注意说明书上是否提到该药对肠胃有刺激。这里我们提供一个原则:不吃东西时(即空腹)吃药,可以提高药效。所以对孩子肠道没什么刺激的药,最好是空肚子时吃,可以有效地避免孩子服药后的呕吐。但是对肠道有刺激的药,最好在饭后 0.5~1 小时喂药了。一般厂家在生产儿童药物时,大都非常注重口感,所以空腹喂药应该没有问题。

二、喂药的注意事项

止咳糖浆最好不要加水;钙剂和补血的药最好不加入牛奶。儿童颗粒剂的药,最好是用温凉水送服。因为这一类药表面包了一层糖衣,您用

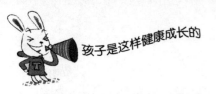

的水太热,把药外面的糖衣冲掉了,口感就会非常糟糕,孩子很难吃进去的。

尽量先用孩子基本上一口能咽完的那点点温凉水把药粒冲化(大概是2~3毫升水),以提高药效。吃完药后,可以根据情况让孩子再喝一点水,实在喝不进去也不要强迫。您这一强迫,孩子会连老本都吐光。笔者见过一位家长老是抱怨退热药效果不好,结果发现她用了大半奶瓶的热水去冲化一点点退热药,孩子不仅吃不进去,还大吐不止!

三、如何给喂药困难的孩子喂药

喂药困难的孩子,可以去买个喂药器或是用一般的注射器(注射器的针头当然要拿掉)。我们看到有心的家长,会将一些滴管、小量杯之类喂药的东西保存下来。这样很好,可以尽可能地让药物剂量准确。喂药时让孩子坐着,并要坐得舒适。喂药实在困难的,您可以将喂药器放进孩子口腔(当然要越过牙床),顺着嘴角往下滴药,一定要听到孩子嗓子里发出"咕嘟"一声,才能再往下继续滴。

如果是用小勺子喂药的,勺子应该以能塞进孩子嘴巴的为宜。用勺底压着孩子的舌面,将药液注入口腔后也是一定要听到孩子"咕嘟"一声下咽的声音,才能将小勺拿出。可以有效地防止呕吐及呛咳,以保证喂药的安全。

如何护理发烧的孩子

6个月以后,孩子从母体带出的抵抗力消失,自身抵抗力又没有建立,稍有风吹草动非常容易发烧,而发烧是一件比较纠结的事。我们就看到,许多孩子有咳嗽、拉肚子,家长都扛着不来看病,但是一旦发烧就沉不住气,一天跑好几趟医院了。因为发烧的孩子很闹人,或是萎靡不振的,大人揪着心呢!这里想问一声,什么叫作发烧?可以肯定,一百个人至少会有二三十种回答。

这里告诉大家,测量体温有三个部位:即腋下(胳肢窝)、口腔(嘴巴)、肛门。最安全的测量部位是腋下(胳肢窝),最准确的测量部位是肛门。腋下(胳肢窝)的正常体温是在36～37度,肛门的正常温度是36.5～37.7度。测量的时间是5分钟左右。切记,测出的温度不加不减,只要把测量的部位告诉医师就可以了。

搞不准腋下体温是37.3～37.4度是否属于发热,您可以用测量肛门的温度来再进行判断。这是因为进食、运动、哭闹、衣被过厚可以使腋下的体温升高;饥饿少动、营养不良的孩子太瘦,保暖条件不好,又可以使孩子腋下的体温向低限靠拢。而肛门测量体温,可以很好地避开这些干扰,所以我们说,肛门测的体温最准确。

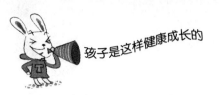

家长在这方面钻牛角尖的事还真是不少。曾经有病家告诉我们,说是孩子低热一两个月了,在家打针、吊水都不见效。再追问,说是胳肢窝量出来的体温是 36.8 度,家里医师说要再加上 0.5 度,不就是 37.3 度、不就是发热了吗?难怪家里医师治不好人家的病,真是没病找病哦!但是也不能全怪家里的医师,因为我们看到这个所谓低热 1、2 个月的孩子,已经是四月的天气,他还左一层右一层地穿着大大小小的棉袄、背心及线衣!这就是腋下体温量出来偏高的原因。

测量体温最佳的时间是在运动休息后半小时,或是饭前半小时。把体温表甩到 35 度以下,就可以进行测量了。测量的时候,最好把体温表那个水银部分完全放在测量部位。现在的电子体温表在使用前,最好和普通体温表对照使用一次,就可以知道您的那个电子体温表是否准确了。

人的正常体温一天中是有波动的,一般来说夜间 2～6 点是体温最低的时候,下午 5～7 点又是体温最高的时间。腋下温度 37.5～38 度属于低热;38～39 度是中等度发热;39～40 度是高热;超过 40 度是超高热;连续发热超过 2 周是长期发热。

发热期间按照上述方法测量体温并做好体温记录,是为了更好的观察病情,让我们自己对病情的发展趋势做到心中有数。一般来说,孩子的一次热性疾病,至少三天体温才能完全恢复正常。如果孩子尽管发热,但是每天测量体温的最高点(我们称作"热峰")呈现下降趋势,孩子精神很好,说明病情在好转,您就无须太多的担心。当然,体温持续不退就要看医生了。

发现孩子发热时,首先应该解开衣扣;如果是新生儿,最好是打开包被。降温的方法有三种:1. 吃药降温:退热速度相对较慢,但是维持时间较长。一般体温在 38.5 度左右,就要采用这种方法了。如果体温没有 38 度,但是孩子一发热就抽搐的,一定先喂退烧药,再用冷水毛巾敷在额头上,这是防止孩子再次抽搐最好的方法。2.物理降温:这种方法的优点是退热速度快,但是维持时间短,只能起到辅助退热的作用。在炎热的夏天或是闷热的时候,高烧的孩子在服用退热药后温度仍然不退,最好迅速洗个温水澡。洗澡完毕立刻用大的浴巾将全身水擦干。或是用白酒兑上一半水,全身擦浴,也有很好的辅助退热作用。3.静脉用退热药:这要我们评估病情后,才能决定用哪种药了!

又有人说,是否能将发热的原因告诉我们,让我们也心中有数。

一、发热的原因

(一)感染性疾病

说到这里,很多妈妈很委屈,说:"我们带得够仔细的,处处消毒,哪里就会感染呢?"其实我们身上本身就有很多病原体,平时抵抗力好的时候,病原体是受到抑制的。当一热一冷时,孩子的抵抗力就会下降,各种病原体立马抬头,就可以发热。急性发热以上呼吸道感染最常见,而慢性发热要考虑结核病、慢性尿路感染等。

(二)非感染性疾病

各种血液病、川崎病、风湿、类风湿等,一开始也可以像普通感冒那样发热。这里只能大致说一声,因为尤其是长期发热,本身就有许多疑难病例,真是一下子说不清的。

发热时孩子不能捂得太多,那种说是捂出汗,孩子就能退热是个误区。不信捂捂看,没等到热退,等来的是抽搐。笔者晚间急诊经常碰到这样的病人,说是我孩子在家量体温都40度了,怎么没有吃药跑到医院,量体温现在就38度多了?于是不相信,认为是医院的体温表有问题,或是干脆认为人家护士量的不对(态度不好),抱着量几遍都不罢休。其实就

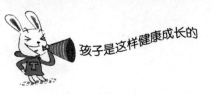

是您抱着孩子跑出来吹吹风，体温就往下降了，还是不捂的好啊！但是还是要用药，不然回到被窝里会继续发烧。

闷热的天气里有家长告诉我们，说是我孩子容易生病，天再热我家的空调、电风扇都不开，我就给孩子用扇子扇！说这话的一般是能吃苦耐劳的老同志。其实享受现代文明是我们的幸福生活之一，如果是古时候连皇帝也没有享受过电风扇空调吧？所以，掌握电风扇、空调的使用方法至关重要。譬如说，不要有"空调房"这个概念，在炎热的夏天里，应该把家里孩子活动范围的温度，大概都控制在28度左右，不能客厅里热、卧室里凉的。还有大家都知道的，使用空调时一定要定时开窗通风，早晚气温降下来时把空调关掉，适当的还是让孩子出出汗比较好。

使用电风扇最好是用最弱的一档，扇叶一定要摇头，最好离开孩子三米左右。使用吊扇也是这样，不能让孩子站在吊扇底下。无论空调还是电风扇的风都不要对着孩子头部吹，吹得时间长，孩子的汗吹没了（俗称"憋汗"）就要发热的。

对于不足6个月的孩子，在炎热的夏天里只能在太阳基本下山或还没有升起时，抱出来转转，天太热的时候不适合在外面待着。因为这样的孩子自身体温调节很差，弄不好就给您来点多余的体温，那就是发热，麻烦！

二、增加抵抗力的方法

这里介绍想让孩子少生病的重要一招，那就是在温度适宜，风不是很大时，带孩子出来"溜溜"，让孩子尽可能多地接触大自然，接触人群。多次接触大自然、接触人群其实就是在免费接种"流感"疫苗，让孩子由此产生天然的抵抗力，所谓"不干不净吃了没病"是有一定道理的。现在居住条件的改善,许多人家都是独门独户,吃的、用的讲究消毒,这种"干净"让孩子对付感染的本领低下。研究表明,生长在大杂院里孩子的抵抗力就棒多了。但是一定要把握好这个活动的时间。如果您孩子平时根本就是足不出户,一下子活动太多,孩子疲劳了,回来也会生病!

还有一件有趣的事。据统计,超市里的营业员患"流脑、流感、水痘"等传染病的概率明显高于其他人。这就说明,空间狭小、人流量大的地方,是细菌病毒的滋生地,连免疫功能健全的成人都生病,孩子更应该避开这样的地方。

对于那些多汗的孩子,尽可能及时吸去多余的汗液至关重要,因为出汗时,汗毛孔全是张开的,稍微受点风就会生病。可以用全棉的毛巾放在孩子背后,应该不停地更换这块毛巾。在温差比较大的季节里,及时增减衣物。譬如说,早晚凉时多穿,中午热时少穿。中午脱去的衣服到了晚上五六点时,就要再给孩子穿上。

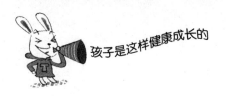

不该长大的小奶头——当心性早熟

"奶粉疑致婴儿性早熟"事件的报道屡屡见诸报端或网络,"继母疑喂姐弟避孕药致孩子发生性早熟"的极端个案报道,更使"性早熟"一词引起了广泛关注,甚至恐慌。此时,有的家长会发现自己孩子的小奶头也长大变黑,摸上去感觉有硬块,有的还有触痛。一时间,来门诊看自己孩子小乳房发育的家长多了起来。

一、什么是性早熟

8 岁前女孩出现"小奶头"明显长大,9 岁前出现月经;男孩没到 9 岁就出现"小鸡鸡"明显长大,甚至"小蛋蛋"也大了许多。我们就认为是孩子发生了性早熟。

二、性早熟的原因

(一)中枢性性早熟

也称真性性早熟,发生原因分为:

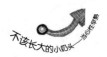

1. 特发性性早熟。以女孩多见。这种找不到任何原因的乳房提前发育,医生会建议拍个手腕的片子,就发现孩子还有"骨龄"提前等生长加速的现象。

2. 继发性性早熟。孩子以前有过脑炎、外伤或肿瘤等疾病,会提前触动了青春发育的"开关"。

(二) 外周性性早熟

也称假性性早熟,此时仅有乳腺或阴茎(小鸡鸡)的增大,但不能产生精子或卵子,可区别于前面说的真性性早熟。发生原因分为:

1. 体内因素:来自于体内能产生性激素的各种肿瘤。

2. 体外因素:来源于食物或药物。

(三) 部分性性早熟

这种情况最多见,大多数发生在 6 个月 ~ 2 岁的女孩,我们称之为"微小青春期"的时候。仅有乳房发育提前,乳房一般 2 ~ 3 厘米左右,不会持续增大,不伴有其他性征(如阴毛、腋毛)的出现,也没有骨龄提前和生长加速。不需任何治疗,数月后肿大的乳房会自行消退。

这是因为刚刚出生的孩子,体内很快就建立了启动性发育的开关,我们称之为"轴系"的机构,并且开始分泌性激素。对此敏感的孩子,就会出现比较明显的乳房发育。但此时的"轴系"还非常幼稚,分泌持续的时间短,所以称"微小青春期"。是正常的生理现象,完全不用惊慌。换言之,如果出现了乳房发育持续不消退甚至继续增大,是就诊寻医的信号。

单纯乳房早发育也可以发生在儿童期(2~8岁),发生机制与小婴幼儿期不完全相同。除了"轴系"不稳定外,儿童期发生的单纯乳房早发育可能与以下因素有关:长期高蛋白饮食,环境中"类雌激素"的影响,摄入含有性激素的药物、食物,接触化妆品,经常接触与性有关的传媒。

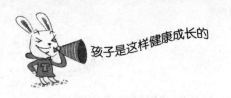

三、如何避免孩子发生性早熟

（一）避免环境激素

不知大家在品尝水果时是否会常常感觉到：黄亮的香蕉吃起来一股生味，芒果闻不到香味，颜色漂亮的草莓、樱桃吃起来也是味同嚼蜡。这都是使用膨大剂、催红素和催熟剂等"化学激素"美容的结果。这里提醒大家的是，当孩子们吃着这些味同嚼蜡的水果、反季节蔬菜，穿着五颜六色甚至发亮的漂亮衣服鞋子，玩着带有各种香味的玩具时，却不知一种无形的有害物——环境内分泌干扰化学品（"环境激素"）正向我们袭来。这种"环境激素"可以模仿我们体内天然性激素的特性，为人类疾病的发生埋下了隐患。现在，"环境激素"作为人工制造化学品的总称，被广泛地添加或使用于各类材料，在生活中无处不在。因此，尽可能地避免接触此类物质，就是避开了促进孩子性早熟重要的发病因素之一了。

（二）少给孩子吃油炸类食品，特别是炸鸡、炸薯条

这些油炸类食物都含有高热量。过高的热量会在儿童体内转变为多余的脂肪，引发内分泌紊乱，导致性早熟。少吃反季节水果，尽量不给孩子吃"补品"和保健品。避免植物雌激素如"大豆异黄酮"，所以孩子不宜喝太多的豆浆。多食用菠菜、萝卜、白菜等绿叶蔬菜和小米、黄米、糙米、荞麦等，因为它们有助于排出人体内积蓄的有害化学物质。

（三）家长要把避孕药等激素类药物放置在孩子触摸不到的地方，以免孩子误服

（四）注意孩子的身高增长和"小奶头、小鸡鸡、小蛋蛋"的生长情况

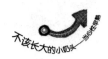

发现孩子有性早熟的征象时及时带孩子到正规医院咨询、就诊，及早查明原因、正确治疗。

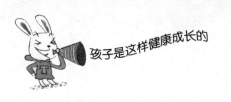

特让家长焦心的事——矮小症

走秀的红地毯上,众多记者喊哩喀喳的闪光灯下,各路明星那高挑的身材,修长的双腿,吸引了多少羡慕的目光。于是,在具备了一定的经济实力后,家长们不光比着给孩子吃得好、穿得漂亮,更希望孩子长得高。但是人生不如意十之八九,有些孩子就是年年不见长,总比同学们矮一大截,甚至16岁只有8～9岁孩子的身高,这些孩子也会因为矮小产生自卑和"退缩"心理。毋庸置疑,矮小有可能会影响孩子未来的生活,譬如:求学、工作、婚姻等。于是每年寒暑假都有许多家长带孩子来医院咨询就诊。

一、什么是矮小症

让100个小朋友以由高到低的形式排队,排在倒数1、2、3的孩子就属于矮小症(矮身材)。

判断是否为矮小症,准确测量身高很重要。注意:3岁以下儿童是卧位测量;3岁以上测量是立正赤足脱帽,脚后跟、臀、双肩同立柱或与墙壁接触。为了减少测量误差,需同时间、同测量仪、同一人测量。

244

二、影响孩子长高的因素有哪些

（一）遗传因素

遗传决定了孩子的皮肤颜色、面容特征、能长多高、甚至小奶头（乳房）或小蛋蛋（睾丸）何时长大。俗话说：种瓜得瓜、种豆得豆，就是这个道理。

（二）营养

丰富的营养是孩子长高的原料，充足的睡眠有利于孩子脑内的长高因子（生长激素）大量释放，运动也可以促使长高因子增多，促进长高。

（三）疾病

疾病会起到反作用，影响长高。

三、矮小症病因

我们身体有刺激生长的长高因子，它们的名字叫生长激素、甲状腺素、性激素、维生素 D、甲状旁腺激素。它们中间的生长激素是唯一能促进骨骼线性增长的激素。还有生长抑制因子，它的名字叫糖皮质激素，是使人长胖的激素。矮小症的病因包括：

（一）生长激素完全或是部分缺乏性矮小（GHD）

（二）非生长激素缺乏性矮小（非 GHD），包括甲状腺素功能减低

（三）遗传性（家族性）矮小、体质性生长和发育延迟、宫内生长迟缓的足月小样儿

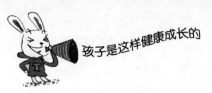

（四）大脑的病变及肿瘤

（五）骨病的软骨发育不全，代谢性疾病的粘多糖病

（六）慢性肾衰性矮小，慢性系统性疾病：消化吸收不良，先天性心脏病，染色体异常的 Turner 综合征（先天性卵巢发育不全）无女性发育表现

（七）目前检查方法未找出原因的矮小，称为特发性矮小

四、矮小儿童需要进行的检查

（一）拍一张左手正位片

了解骨龄发育,医生可以大致判断你的孩子是否还能长高。

（二）抽血化验的项目

甲状腺功能测定;生长激素激发试验及胰岛素样生长因子1、胰岛素样生长因子结合蛋白3(IGFBP－3)测定;肝肾功能、电解质、二氧化碳结合力、血糖、血常规等。

（三）血染色体检查

（四）垂体磁共振（MRI）或头颅 CT 检查

（五）其他特殊检查，如腹部 B 超、性腺器官 B 超等

五、矮小症（矮身材）的治疗

在医生的指导下,适时采用基因重组人生长激素,为改善矮小引起的心理自卑和"退缩"心理,提高社会竞争力起到积极的作用。

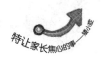

六、如何发现和预防孩子矮小

（一）当发现自己的孩子比同龄人矮的时候，就要关心孩子每年增长的速度

最好每 3 个月测量一次身高并记录，一旦发现生长速度减慢需引起警惕。譬如说：2 岁以下孩子，每年身高的增长少于 7cm；4 - 5 岁至青春期的孩子，每年身高的增长少于 5cm；青春期每年少于 6cm，是求医的信号。

（二）常见误区

爸爸们骄傲地说："我和他妈都挺高，孩子不可能矮！"这里提醒大家，遗传因素是决定孩子身高的一个重要方面，但很多后天疾病，也会影响孩子的身高。譬如随着生活水平的提高，性早熟越来越多。性早熟的危害之一，就是骨龄比实际年龄提前增长，骨骺提前融合，也会让孩子长不高。

还有一些家长会这样说："我孩子个子矮只不过是暂时的，他还没到长个的时候呢，老话不是说'23，蹿一蹿'吗？我当年就是 17 岁的时候才猛长了一大截，孩子也会像我一样的！"真的会和过去一样吗？事实是过去的这种情况与生活条件不好，营养摄入不足有关，医学上称之为体质性青春期延迟。现在的生活水平与过去真是天壤之别，这种情况已经明显减少。我们说：判断孩子还能不能长高，要以孩子的骨龄为准，千万不要因为家长过去经验让孩子错失了治疗的最佳时期，留下终身遗憾。

（三）促进儿童健康自然生长处方

1. 合理营养：包括充足的蛋白质、钙、铁、锌、碘等营养物质。

2. 充足的睡眠：人体的生长激素分泌高峰一般是在入睡后 1 小时，深睡 1 小时后，此时生长激素分泌的量超过白天 5 ~ 7 倍。自然分泌的高峰

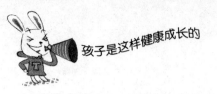

是在晚上 10 点左右。因此,保证孩子在晚上 9 点时睡觉也是促进长高的办法。

3.健康运动比如跳跃、摸高、打球、跳绳等引体向上,跑步、游泳等运动能使骨组织血液供应充分,骨细胞代谢旺盛,不断长出新的骨骼,有助于生长激素释放,促进长骨生长。

4.减少精神、心理压力,对于保证健康体质都是十分重要的。

下面附录是孩子身高的百分位数值表,大家可以对照第一个格子里孩子的年龄,再查到自己孩子身高。譬如:表1中2岁男孩子身高82.1cm(厘米)属于矮小;身高 88.5cm(厘米)属于中等身高;身高 95.3cm(厘米)属于身材高大。表2是女孩的身高。可以根据这张图表大致判断是否要带自己的孩子看医生了。

表1:身高(男)百分位数值表(周岁)						
年龄	3rd(矮小)	50th(中等)	97th(高大)	年龄	3rd	50th	97th
	身高(cm)	身高(cm)	身高(cm)		身高(cm)	身高(cm)	身高(cm)
2 岁	82.1	88.5	95.3	8.5 岁	122.3	132.7	143.6
3 岁	89.7	96.8	104.1	9 岁	124.6	135.4	146.5
3.5 岁	93.4	100.6	108.1	9.5 岁	126.7	137.9	149.4
4 岁	96.7	104.1	111.8	10 岁	128.7	140.2	152.0
4.5 岁	100.0	107.7	115.7	10.5 岁	130.7	142.6	154.9
5 岁	103.3	111.3	119.6	11 岁	132.9	145.3	158.1
5.5 岁	106.4	114.7	123.3	11.5 岁	135.3	148.4	161.7
6 岁	109.1	117.7	126.6	12 岁	138.1	151.9	166.0
6.5 岁	111.7	120.7	129.9	12.5 岁	141.1	155.6	170.2
7 岁	114.6	124.0	133.7	13 岁	145.0	159.5	174.2
7.5 岁	117.4	127.1	137.2	14 岁	152.3	165.9	179.4
8 岁	119.9	130.0	140.4	15 岁	157.5	169.8	182.0

表2:身高(女)百分位数值表(周岁)						
年龄	3rd(矮小) 身高(cm)	50th(中等) 身高(cm)	97th(高大) 身高(cm)	年龄	3rd 身高(cm)	50th 身高(cm)	97th 身高(cm)
2岁	80.9	87.2	93.9	8.5岁	121.0	131.3	141.9
3岁	88.6	95.6	102.9	9岁	123.3	134.1	145.1
3.5岁	92.4	99.4	106.8	9.5岁	125.7	137.0	148.5
4岁	95.8	103.1	110.6	10岁	128.3	140.1	152.0
4.5岁	99.2	106.7	114.7	10.5岁	131.1	143.3	155.6
5岁	102.3	110.2	118.4	11岁	134.2	146.6	159.2
5.5岁	105.4	113.5	122.0	11.5岁	137.2	149.7	162.1
6岁	108.1	116.6	125.4	12岁	140.2	152.4	164.5
6.5岁	110.6	119.4	128.6	12.5岁	142.9	154.6	166.3
7岁	113.3	122.5	132.1	13岁	145.0	156.3	167.6
7.5岁	116.0	125.6	135.5	14岁	147.9	158.6	169.3
8岁	118.5	128.5	138.7	15岁	149.5	159.8	170.1

七、遗传身高的计算

男孩身高 =（父亲身高+母亲身高+13）/2（±5 cm）

女孩身高 =（父亲身高+母亲身高－13）/2（±5 cm）

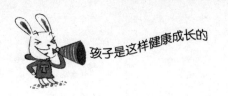

便盆大战：小儿排泄及排泄障碍

　　这是亲子之间"便盆大战"引发的内容。有进食就有排泄,是人体维护生存之必需。小儿自行控制排泄需二个条件:生理成熟是最基本的条件,还需正确适当的如厕训练和教育诱导。两者在形成控制排泄的功能上,起着同样重要的作用。

　　初生小儿排泄完全由神经反射所控制,即膀胱及直肠充盈到一定程度,便会引起排尿与排便。随着年龄增长及神经系统发育成熟,大脑皮层越来越多地参与排泄过程的调节,加之正确的如厕指导,孩子逐渐学会随意控制排泄,就能养成良好的排尿与排便习惯。

　　需强调的是我国传统的育儿方法上,常常是过早过严谨的训练小儿排便,常常见到未满月的孩子就在接受排尿与排便的训练,这样方法使亲子之间引发一场"便盆大战",非但无法顺利的训练小儿控制排泄,还会影响幼儿日后行为及人格的发展。

一、大小便的训练

　　到底什么时候才是训练大小便的最佳时机呢? 我们说小儿自然排泄

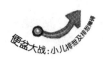
控制的发育次序是:首先夜间大便控制,接着日间大便控制,后来才是日间控尿,最后是夜间控尿。一般 2～3 岁时自行控制白日大小便,4～5 岁控制夜尿。

训练大小便的条件一般是:孩子自己能走稳,能自如地蹲下和站起,能平衡地坐在小椅上;能模仿他人并能遵从指示;每天有固定时间排大便,不整天滴滴答答很多次地小便。解便和排尿时有表示,如会发出"嗯嗯"声,或站着不动、脸憋得通红,还有小孩有特殊的姿势表示。通常接受训练的时间在 1 岁半左右,女孩可稍早些。

当然,训练大小便需要一段时间,父母需要充分的耐心和体谅。要让孩子明白父母对他的期望,但在训练时不要过分紧张或神经质,如不断地问小儿要不要上厕所,也不要苛求小儿立即完成大小便的训练。

每一个幼儿身心发展都有不同,大小便训练和完成的时间也要因人而异。家长要尊重幼儿的成熟时间表,才能让孩子在愉快的气氛中养成良好的排泄习惯。

二、遗尿

小儿遗尿是指到了能控制膀胱功能的年龄,仍然将小便尿在裤子或床上的现象。遗尿是一种常见、普通的症状,算不上严重的疾病,常常被家长忽视。殊不知,长期遗尿对孩子生理、心理发育影响很大,尤其是伤害自尊心,觉得自己挺不起胸、抬不起头。

一般来说到了 3 岁时,约有 2/3 的儿童不再尿床,而 5 岁时,90% 的儿童不尿床,因此认为 5 岁以后尿床才是不正常的。我们常常遇到 2～3 岁的孩子尿床,家长就特别担心。其实过早过度的治疗,反而适得其反。

遗尿症可分为原发性遗尿(自生后到 5 岁左右持续遗尿)和继发性

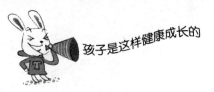

遗尿（孩子已学会控制排尿至少半年以上，到 5 岁以后再次出现遗尿）。而无论是哪一种遗尿，绝大部分是良性功能性的，没有器质性病变。

究其原因，遗传是重要的因素，60% ~ 70% 患儿有遗传史，双胎同病率也较高，可能与控制排尿的调节功能成熟推迟有关。家庭社会环境不良刺激，如父母不和、离异引起家庭气氛紧张，常受父母责打、受虐待，以及精神刺激过于兴奋激动、观看恐怖电视等，过早有规律的训练排尿、如厕训练不当也会引起遗尿发生。其他因素如，泌尿道感染畸形、隐性脊柱裂、癫痫、糖尿病、尿崩症等，使夜间抗利尿激素分泌下降致夜尿增多。

（一）表现

遗尿表现为不自主排尿，以夜间为主，大多出现在上半夜，少数在后半夜。轻者一周内一次，重者可每晚 2 ~ 3 次。尿后不清醒。在过度活动、兴奋、疲劳或躯体疾病后，遗尿次数增多。孩子常有心理负担，有些儿童伴夜惊、梦游、多动综合征或其他行为障碍。

（二）治疗

家长应了解小儿遗尿的原因，创造良好的生活环境（避免过度疲劳、过度兴奋、晚间少饮水）。重视家庭与学校教育因素（避免讥笑、羞辱、体罚、责骂）以减少孩子的心理压力，提高自信心。对于有各种疾病如感染、畸形或是代谢异常的孩子，针对查出的病因进行治疗，原发病问题解决了，尿床就迎刃而解了。

加强排尿习惯的训练，最简单的办法是家长定时将孩子叫醒排尿。另一种方法是采用尿液报警器，它是通过一个湿度换能器来进行的。当尿液排出后，液体导电而接通两个电极，这时报警铃就会响，从而唤醒排尿。

药物治疗：

1. 抗利尿剂：去氨血管紧张素胺 DDAVP（商品名：弥凝），能浓缩尿

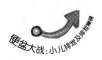

液,从而减少尿量和血管内压力,使逼尿肌收缩减少。此药作用快,但9岁以下儿童不宜使用。

2. 阿托品或东莨菪碱:能解除平滑肌痉挛,达到放松逼尿肌效果,但使用后有脸红、心跳快的副作用。

3. 中枢神经兴奋药:遗尿丁可促使睡眠过深的患儿觉醒,需反复使用后效果才显著。

4. 三环类抗抑郁药:丙咪嗪用法:小儿睡眠前服用,剂量:10～75mg,通常1周内见效,连服6～8周为一疗程。复发率高,不能改善排尿自控技术。此药一般不用于最初遗尿症治疗,可用于其他治疗方法失败时,或当一个遗尿症儿童计划参加野营、借宿别处时使用。

特别强调的是药物治疗都有一定副作用,一定在医师指导下才能使用。

三、日间尿频

我们经常看到有些孩子频频上厕所排尿,排尿次数可从正常的每天6～8次增加至20～30次,常发生在上床睡觉前或上课前,入睡后缓解,但不溺尿于衣裤,也非恶作剧。精神紧张时尿频加剧,轻松愉快或专注于某种有兴趣的游戏时,尿频现象就不复存在。在临床上常常被误诊尿路感染,使用抗生素治疗也无效。这是小儿患了日间尿频症。它是因为孩子神经系统发育不完善,对初级排尿中枢控制功能较弱的缘故。当然,心理素质差的幼儿,受到惊吓或家长看到这种情况,老是当着孩子的面,跟别人说孩子排尿的事,其实是给孩子频繁排尿的心理暗示,是形成这种习惯性尿频最主要的原因。

对待日间尿频的孩子,我们应该知道尿频是暂时的神经功能失调,或

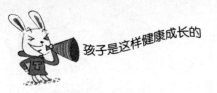

是发育不完善和不良心理因素所致。设法消除心理因素,转移注意力,可减少日间尿频现象。仅对个别严重病例可用阿托品治疗,以促进膀胱逼尿肌松弛,括约肌收缩,增加膀胱蓄尿量,减少排尿次数。

四、小儿遗粪

是指4岁或智龄4岁以上的孩子,仍然经常出现原因不明的不自主排出正常粪便。这种情况可能与不良心理社会因素,以及先天性排泄功能发育不全有密切关系。

遗粪症表现为,孩子经常反复地在不适当时机和不适当地方排泄正常大便。这些孩子通常伴有不同程度的情绪障碍或行为障碍。如:玩弄肛门或伴手淫,也有的将大便涂在身上,不知羞耻等。对于这种疾病,治疗上以消除不良心理因素,加强排便训练,奖惩结合的强化正性行为训练为主,持之以恒,一定能收到成效。针灸治疗和穴位电刺激亦有一定效果。有情绪障碍可用精神性药物。